华西医学大系

解读"华西现象"

讲述华西故事

展示华西成果

日归手术管理与实践

RIGUI SHOUSHU GUANLI YU SHIJIAN

主　编　马洪升　蒋丽莎

副主编　梁　鹏　宋应寒

赵晓燕　马庆鑫

四川科学技术出版社

·成都·

图书在版编目（CIP）数据

日归手术管理与实践 / 马洪升, 蒋丽莎主编.
-- 成都：四川科学技术出版社, 2023.12
ISBN 978-7-5727-1206-7

Ⅰ.①日… Ⅱ.①马…②蒋… Ⅲ.①外科手术
Ⅳ.①R61

中国国家版本馆CIP数据核字（2023）第228343号

本书特别感谢国家自然科学基金委青年科学基金项目（NO.72104161）
和四川省自然科学基金青年基金项目（NO.72023NSFSC1048）的资助。

日归手术管理与实践

主　编　马洪升　蒋丽莎
副主编　梁　鹏　宋应寒　赵晓燕　马庆鑫

出 品 人　程佳月

策划编辑　林佳馥
责任编辑　刘　娟
助理编辑　王　芝　范贞玲　赵　成
封面设计　经典记忆
责任出版　欧晓春
出版发行　四川科学技术出版社
地　　址　四川省成都市锦江区三色路238号新华之星A座
　　　　　传真：028-86361756　邮政编码：610023
成品尺寸　156mm×236mm
印　　张　16.25
字　　数　325千
印　　刷　成都市金雅迪彩色印刷有限公司
版　　次　2023年12月第1版
印　　次　2023年12月第1次印刷
定　　价　98.00元
ISBN 978-7-5727-1206-7

《华西医学大系》顾问

（按姓氏笔画为序）

马俊之　吕重九　李　虹　步　宏　张泛舟
张肇达　陈钟光　郑尚维　胡富合　殷大奎
　　唐孝达　曹泽毅　敬　静　魏于全

《华西医学大系》编委会

（排名不分先后）

主任委员

张　伟　李为民　何志勇

副主任委员

李正赤　万学红　黄　勇　王华光　钱丹凝

委　员

程南生　曾　勇　龚启勇　程永忠　沈　彬
刘伦旭　黄　进　秦伏男　程佳月　程述森

秘书组

廖志林　姜　洁　徐才刚　郑　源　曾　锐
　　赵　欣　唐绍军　罗小燕　李　栎

本书编委会（排姓氏笔画排序）

马　利　四川大学华西天府医院医务部

马庆鑫　四川大学华西医院保健部

马洪升　四川大学华西医院日间手术中心/四川大学华西天府医院日间手术中心

王　露　四川大学华西天府医院日间手术中心

王小成　四川大学华西医院日间手术中心

邓　宇　四川大学华西天府医院医务部

龙小清　四川大学华西医院日间手术中心

卢俊言　四川大学华西天府医院医务部

邢玉玲　四川大学华西医院日间手术中心

吕子宁　四川大学华西医院日间手术中心/盘锦市人民医院

朱　敏　四川大学华西医院日间手术中心

刘　洋　四川大学华西医院日间手术中心/宜宾市第二人民医院·四川大学华西医院宜宾医院

刘　敏　四川大学华西医院医务部/四川大学华西天府医院医务部

江瑞连　四川大学华西天府医院日间手术中心

孙义元　四川大学华西医院日间手术中心

牟　敏　四川大学华西医院日间手术中心

李　娜　四川大学华西医院心理卫生中心/四川大学华西天府医院日间手术中心

李四凤　四川大学华西天府医院医务部

李志超　四川大学华西医院日间手术中心

李东馨雨　四川大学华西天府医院日间手术中心

杨飏沁寒　四川大学华西天府医院院长办公室

吴旭东　四川大学华西天府医院医务部

宋文洁　四川大学华西医院/四川大学华西天府医院院长办公室

宋应寒　四川大学华西医院日间手术中心

张雨晨　四川大学华西医院日间手术中心/四川大学华西天府医院护理部

陈珍妮　四川大学华西医院医务部/四川大学华西天府医院医务部

赵晓燕　四川大学华西医院日间手术中心/四川大学华西天府医院日间手术中心

钟　彦　四川大学华西医院保健部

祝银龙　四川大学华西天府医院日间手术中心

骆　雪　四川大学华西天府医院日间手术中心

殷　宇　四川大学华西医院日间手术中心/四川大学华西天府医院泌尿外科

黄明君　四川大学华西医院日间手术中心

黄智慧　四川大学华西医院麻醉手术中心/四川大学华西天府医院麻醉手术中心

梁　鹏　四川大学华西医院日间手术中心

龚小清　四川大学华西天府医院运营管理部

蒋丽莎　四川大学华西医院日间手术中心

谢　瑶　四川大学华西医院运营管理部

赖小琴　四川大学华西医院日间手术中心/四川大学华西天府医院胸外科

赖诗敏　四川大学华西天府医院医务部

雷甜甜　四川大学华西医院日间手术中心

蔡雨廷　四川大学华西医院日间手术中心/四川大学华西天府医院日间手术中心

谭永琼　四川大学华西天府医院麻醉手术中心

熊　珊　四川大学华西天府医院医务部

熊　桓　四川大学华西天府医院日间手术中心

戴　燕　四川大学华西医院日间手术中心

《华西医学大系》总序

由四川大学华西临床医学院/华西医院（简称"华西"）与新华文轩出版传媒股份有限公司（简称"新华文轩"）共同策划、精心打造的《华西医学大系》陆续与读者见面了，这是双方强强联合，共同助力健康中国战略、推动文化大繁荣的重要举措。

百年华西，历经120多年的历史与沉淀，华西人在每一个历史时期均辛勤耕耘，全力奉献。改革开放以来，华西励精图治、奋进创新，坚守"关怀、服务"的理念，遵循"厚德精业、求实创新"的院训，为践行中国特色卫生与健康发展道路，全心全意为人民健康服务做出了积极努力和应有贡献，华西也由此成了全国一流、世界知名的医（学）院。如何继续传承百年华西文化，如何最大化发挥华西优质医疗资源辐射作用？这是处在新时代站位的华西需要积极思考和探索的问题。

新华文轩，作为我国首家"A+H"出版传媒企业、中国出版发行业排头兵，一直都以传承弘扬中华文明、引领产业发展为使命，以坚持导向、服务人民为己任。进入新时代后，新华文轩提出了坚持精准出版、精细出版、精品出版的"三精"出版发展思路，全心全意为推动我国文化发展与繁荣做出了积极努力和应有贡献。如何充分发挥新华文轩的出版和渠道优势，不断满足人民日益增长的美好生活需要？这是新华文轩一直以来积极思考和探索的问题。

基于上述思考，四川大学华西临床医学院/华西医院与新华文轩出版传媒股份有限公司于2018年4月18日共同签署了战略合作协议，启动了《华西医学大系》出版项目并将其作为双方战略合作的重要方面和旗舰项目，共同向承担《华西医学大系》出版工作的四川科学技术出版社授予了"华西医学出版中心"铭牌。

人民健康是民族昌盛和国家富强的重要标志，没有全民健康，就没有全面小康，医疗卫生服务直接关系人民身体健康。医学出版是医药卫生事业发展的重要组成部分，不断总结医学经验，向学界、社会推广医学成果，普及医学知识，对我国医疗水平的整体提高、对国民健康素养的整体提升均具有重要的推动作用。华西与新华文轩作为国内有影响力的大型医学健康机构与大型文化传媒企业，深入贯彻落实健康中国战略、文化强国战略，积极开展跨界合作，联合打造《华西医学大系》，展示了双方共同助力健康中国战略的开阔视野、务实精神和坚定信心。

华西之所以能够成就中国医学界的"华西现象"，既在于党政同心、齐抓共管，又在于华西始终注重临床、教学、科研、管理这四个方面协调发展、齐头并进。教学是基础，科研是动力，医疗是中心，管理是保障，四者有机结合，使华西人才辈出，临床医疗水平不断提高，科研水平不断提升，管理方法不断创新，核心竞争力不断增强。

《华西医学大系》将全面系统深入展示华西医院在学术研究、临床诊疗、人才建设、管理创新、科学普及、社会贡献等方面的发展成就；是华西医院长期积累的医学知识产权与保护的重大项目，是华西医院品牌建设、文化建设的重大项目，也是讲好"华西故事"、展示"华西人"风采、弘扬"华西精神"的重大项目。

《华西医学大系》主要包括以下子系列。

①《学术精品系列》：总结华西医（学）院取得的学术成果，学术影响力强。②《临床实用技术系列》：主要介绍临床各方面的适宜技术、新技术等，针对性、指导性强。③《医学科普系列》：聚焦百姓最关心的、最迫切需要的医学科普知识，以百姓喜闻乐见的方式呈现。④《医院管理创新系列》：展示华西医（学）院管理改革创新的系列成果，体现华西"厚德精业、求实创新"的院训，探索华西医院管理创新成果的产权保护，推广华西优秀的管理理念。⑤《精准医疗扶贫系列》：包括华西特色智力扶贫的相关内容，旨在提高贫困地区基层医院的临床诊疗水平。⑥《名医名家系列》：展示华西人的医学成就、贡献和风采，弘扬华西精神。⑦《百年华西系列》：聚焦百年华西历史，书写百年华西故事。

我们将以精益求精的精神和持之以恒的毅力精心打造《华西医学大系》，将华西的医学成果转化为出版成果，向西部、全国乃至海外传播，提升我国医疗资源均衡化水平，造福更多的患者，推动我国全民健康事业向更高的层次迈进。

《华西医学大系》编委会

2018 年 7 月

前　言

　　近年来，中国日间手术的发展逐步与国际日间手术接轨，现已有一些医疗机构开展在同一个工作日内入出院的手术或操作。从"日间手术"到"日归手术"，我国优质的医疗资源得到了进一步扩展和下沉，可以服务更多的患者，有利于在一定程度上解决医疗资源紧缺与医疗需求增加的相对供需矛盾。日间手术借鉴了西方国家相对先进的择期手术管理经验，目前在我国的发展处于加速阶段，但我国日归手术的发展尚在起步阶段。由于日归手术对手术医生和管理团队的要求较高，目前国内关于日归手术相关的文献报道较少，缺少相关著作，又不能完全借鉴参考国外的管理经验，因此我国日归手术开展的技术壁垒与管理门槛较高，运营管理也较为困难。四川大学华西医院作为国内日间手术领域的开拓者，在运营管理、医疗质量评估等方面均做了大量的探索和研究，有着敏锐的行业洞察能力、团队协作能力和探索创新能力。四川大学华西医院日间手术团队编著的《日间手术》和《日间手术管理规范》曾在业内广受好评。2018年，四川大学华西医院首次提出了日归手术的概念。日归手术是我国真正落地实践并与国际接轨的日间手术管理模式，四川大学华西医院通过多年实践经验的总结，将相关成果陆续发表在国内外医学期刊上，这在国内日间手术发展历史上是标志性的事件。

随着时代的进步及手术技术、麻醉技术和麻醉药物的快速发展，医生和管理者的知识和理念必须不断地更新，因此，我们邀请了四川大学华西医院开展日归手术经验丰富的医院管理者、护理管理人员，以及长期从事日间手术和日归手术的一线医护人员撰写了此书。本书内容涵盖了围术期管理、手术实践、资源调配、医务管理、护理管理和案例分享等多个主题，目的是从手术实践、管理策略、护理管理等各维度提供日归手术开展的见解与经验，为日归手术乃至日间医疗的开展提供实践参考，以更好地推动日归手术的普及工作，同时为日归手术相关管理提供借鉴。

日归手术看似只有短短数小时的医疗服务，其背后的意义是非常重大的。患者通过日归手术享受到手术的快速康复，其背后是国家的支持、医者的博爱与管理的精进。其中包含的管理艺术是普及优质医疗资源可及性的突破口，更是日间从业者职业的新台阶。目前，国内尚无日归手术相关著作，我们希望《日归手术管理与实践》这本书能为当下国内日归手术的开展提供一些实践经验和管理方面的参考。书中有不详尽或不妥当之处，恳请专家同行们不吝赐教、批评指正。

蒋丽莎于成都

2023年10月

目　录

第一章
日归手术概述

第一节 日归手术的起源及发展简史

日归手术（Same-Day Surgery）概念中的英文"day"和中文"日"体现出不同国家和地区的文化差异和对日归手术的不同理解。在英文文献报道中，Day Surgery、Ambulatory Surgery、Day Care Surgery和Same-day Surgery的含义大致相同，而我国用日间手术、日归手术将其内涵稍作区别，主要体现在定义的时间和管理上，目的是能够适应国内的医疗条件、就医习惯和报销政策，以及保障我国在探索阶段能安全有序地开展日间手术，保证医疗质量和患者安全。早在19世纪初期，苏格兰儿外科医生James H. Nicoll就开始尝试在白天进行手术，以便让患者晚上回家后更好地休息、康复，减轻患者的焦虑与痛苦。James H. Nicoll医生于1909年在*the British Medical Journal*上发表了题为The Surgery of Infancy的研究论文，总结了他关于8 988例临床病例当日入院、出院的儿外科手术经验，并首次提出了日间手术的概念，这便是现代日间手术的雏形。如今的日归手术也就是最早由James H. Nicoll医生提出的

"day surgery"，即不在医院过夜留观的日间手术。国际日间手术协会（International Association for Ambulatory，IAAS）将日间手术定义为患者在同一个工作日完成手术或操作并出院的（不包括门诊手术或操作）手术模式；不能当日出院，需要在医院过夜观察的患者，则被纳入延迟出院管理，即延期恢复模式。本书中的 "日归手术" 则是国际学术交流中真正意义上的日间手术。

继James H. Nicoll医生在1909年提出日间手术后，日间手术因医疗技术不高、缺乏同行认可、研究手术局限而发展缓慢。1916年，Ralph Waters在艾奥瓦州苏城开设了 "市区麻醉诊所"。1951年，世界首家基于医院的日间手术单元在密歇根州大急流城开业。直至1955年，爱丁堡外科医生Eric Farquharson在*Lancet*杂志上发表了基于458例腹股沟疝修复病例的日间手术总结报道，这是日间手术发展历史中具有里程碑意义的事件，标志着日间手术的发展与行业认可程度的提升。1969年，第一个独立的日间手术中心在亚利桑那州菲尼克斯开业。同年，James Calnan在伦敦哈默史密斯医院开设了英国第一家日间手术医疗单元。1985年，英国皇家外科医师学会建议将50%的择期手术以日间手术模式完成。1989年，英国日间手术协会（British Association of Day Surgery，BADS）成立，并于1991年公布了日间手术系列术式。1993年，英国日间手术工作组建议将日间手术占比提升至60%。1995年，国际性组织IAAS成立。

随着我国社会经济的迅速发展，人口老龄化进程加快、医疗资源与需求不匹配等问题日渐突出，亟须医疗服务模式的改革以缓解紧张的医疗资源压力。2012年3月，我国原卫生部卫生发展研究中心（现国家卫生健康委卫生发展研究中心）牵头，联合国内部分卫生行政主管部门、研究机构和最早开展日间手术的部分医院组织按照"求实、平等、互惠、合作"的原则组织成立了中国日间手术合作联盟（China Ambulatory Surgery Alliance，CASA），2013年CASA正式加入IAAS，成为中国专门致力于日间手术推广应用和日间手术领域临床技术研究、管理研究、卫生政策研究的全国性技术交流和推广的平台组织。日间手术不仅能将住院时间缩短至1天，还能降低医院感染发病率、药占比、耗材占比等，同时有利于进一步使优质医疗资源扩容和下沉。

（蒋丽莎　宋应寒　马洪升）

第二节　日归手术的定义演变

为便于学术沟通与交流，促进日间手术的发展和普及，提高日间手术的质量和安全水平，各国相继成立了学术组织。1995年成立了致力于推动日间手术发展的国际性组织IAAS，它的前身是独立日间手术中心学会（FASC），后改为联邦日间手术学会（FASA）。2003年9月27日，IAAS在法国巴黎召开会议，9个欧洲国家（丹麦、德国、英国、葡萄牙、西班牙、法国、荷兰、挪威、意大利）和中国香港地区的代表共同推荐将日间手术定义为：患者入院、手术和出院在1个工作日中完成的手术，在诊所或医院开展的门诊手术除外。BADS、美国日间手术中心协会（the Ambulatory Surgery Center Association，ASCA）和澳大利亚皇家外科医师学会对日间手术定义的时间规定均是患者当日出院。目前我国与IAAS和大部分欧美国家对于日间手术的定义大致相同，但其内涵稍有不同，欧美国家的日间手术不仅包括择期手术，也包括化疗、透析，甚至一些有创操作，如胃肠镜检查等。我国则将日间化疗、日间透析连同日间手术等都统称为日间医疗，日间手术仅仅包括外科手术和介入手术，而且是以微创手术和介入手术为主，不包含门诊手术和急诊手术。

中国的日间手术起源于20世纪80年代，当时医疗资源匮乏，许多患者需要等待很长时间才能获得手术治疗。为了改善这种情况，一些医生开始尝试国外的日间手术管理模式。随着我国医疗技术的不断发展，日间手术得到了越来越广泛的应用，目前我国许多医疗机构都可以提供这种手术选择，日间手术已经成为一种较为成熟和先进的择期手术模式。在推广日间手术的初期，为保证医疗质量和患者安全，我国并没有一味地模仿国外或是采用"一刀切"的管理和评价模式，而是采用24 h和48 h模式（即IAAS定义中的延期恢复模式）并存的方式，鼓励更多的医疗机构开展，并通过住院时间进行区分与精细化分层考核。例如上海申康医院发展中心就是采取48 h模式管理的代表，也是我国最早规模化发展日间手术的医疗机构，而最早规范化开展日间手术的四川大学华西医院则采取24 h模式管理。对于日间手术这种从国外引进的手术管理模式，为了促进其在我国的本土化应用和发展，进一步提高日间手术的质量和安全性，2015年10月15日，CASA在第三届全国日间手术学术年会上将日间手术定义为"患者在一日（24 h）内完成入院、手术和出院的一种手术模式"，不包括在诊所或医院开展的门诊手术。

　　备注：①日间手术是对患者有计划地进行的手术和操作，不含门诊手术。②日间手术住院延期患者（即由于病情需要需延期住院的特殊病例），住院最长时间不超过48 h。从CASA对于日间手术的定义可以看出我国鼓励更多的医疗机构在确保医疗质量和患者安全的前提下，根据自身的实际情况积极地开展日间手术，但医疗资源和医疗政策的差异使定义中对于日间手术时间（24 h或48 h均可）的界定不同，给国内日间手术同质化管理和对比带来了一定的困难。

　　随着日间手术在我国的快速发展，为进一步规范日间手术相关流程，提质增效，我国依据在手术当日出院或在医院过夜观察分为日归手术和日间手术，逐渐与国际接轨。基于近10年的临床实践与管理经验，四川大学华西医院在2018年首次提出了"日归手术"的概念，即在充分保证医疗质量与医疗安全的前提下，将过去需要住院1天的日间手术缩短为患者当日入院、当日手术、当日出院，不在医院内过夜（原则上不超过手术当日24：00）。四川大学华西天府医院在2022年成立了我国第一家"日归手术中心"，逐步与IAAS定义中的日间手术管理进行国际化接轨。除此之外，我国首都医科大学附属北京同仁医院、首都医科大学附属北京朝阳医院、上海交通大学医学院附属上海仁济医院等医院均在实施日归手术管理模式。

（蒋丽莎　宋应寒　马洪升）

第三节　中国日间手术向日归手术发展的历程

中国日间手术经历了十多年的蓬勃发展，现正逐步与国际接轨，稳步、有序地探索和开展日归手术。我国在积极开展日间手术的同时，通过博大精深的中华文字内涵，并根据医疗机构自身的实际情况将借鉴模式稍作区分，逐步缩短患者出入院时间，从48 h到24 h、从24 h到当日归宅，这也体现了我国在发展并实践日间手术管理模式过程中对自身客观的认知、对医疗质量安全的重视和对患者利益的保障。

20世纪90年代初期，患者当日入院、手术和出院的模式在小儿外科、眼科的某些术式中已经开始实施，但鉴于当时并无日间手术或日归手术的概念，故在中文文献的记载中缺乏考证。日归手术可能因不同科室、不同病种术式的自身特点形成的安全系数、可行性和难易程度不同而呈现不同的开展形式。不同医疗机构开展的病种术式可能稍有不同，但遴选出的通常都是有医疗质量安全保障的、不会损害患者利益的病种术式，例如眼科开展较多的白内障手术、小儿外科的腹股沟疝修补术等。回顾中文文献发现，四川大学华西医院首次提出了"日归手术"概念，同时厘清了其内涵与日间手术的区别，并深入探讨了日归手术的意义与作用。日归手术的开展将进一步提高医院的手术效率，减少医院资源的浪费，为医院和患者带来更多的收益和福利。因此，开展日归手术有助于提高医疗服务质量，同时也能为患者和医院带来更多的益处。

（蒋丽莎　宋应寒　马洪升）

第四节　日归手术的愿景

日归手术能为患者提供更加便捷、高效、安全、舒适的手术治疗服务，同时可以减轻患者在医院的痛苦和不便，让患者在同一天内完成入院、手术和出院，减少住院时间和住院费用。日归手术的管理模式可以不断优化医疗服务模式和高效利用医疗资源，并可以此为契机为医院管理中的住院择期手术管理模式提供借鉴，为今后的按病种付费（DRGs）和区域点数法总额预算和按病种分值（DIP）付费管理提供参考，为我国新的医改注入更大的活力。日归手术今后将成为一种更加普及、更加成熟、更加优质的手术治疗管理方式，为患者、医院和国家带来更多的益处。

（蒋丽莎　宋应寒　马洪升）

第二章

日归手术的医院管理

第一节　日归手术的运行模式

近年来，随着日间手术的快速崛起，日间手术占择期手术的比例持续增长、平均住院天数持续下降，床位使用率不断提高，医疗服务效率显著提升。在医疗需求和创新管理的双重推动下，日归手术管理模式应运而生，旨在进一步缩短患者住院时间，提高择期手术的服务效率。日归手术通过优化与再造服务流程、融入个体化加速康复外科（Enhanced Recovery After Surgery，ERAS）理念，按照日归手术临床路径进行统一管理，达到患者当日入院、当日手术、当日出院，不在医院过夜的管理目标。

日归手术中心模式是国外医疗机构开展日归手术的主要模式，通常是集手术预约处、日归手术室、日归病房、术后随访服务平台、医疗结算中心为一体的独立日间医疗中心或院内医疗单元，其中独立日间医疗中心在美国的占比最高。鉴于我国医疗服务模式的特殊性和局限性，日归手术模式在我国的发展历史较为短暂。当前，我国日归手术模式依据其不同的功能需求主要分为集中收治集中管理、分散收治集中管理的管理模式。集中收治集中管理指的是医疗机构在院级层面对日归手术进行统一管理和质控，患者集中收治在日归手术中心；分散收治集中管理是指医疗机构在院级层面对日归手术进行统一管理和质控，患者分散收治于相应科室。目前，集中收治集中管理和分散收治集中管理是国内主要的两种日归手术管理模式。

一、集中收治集中管理模式（中心式）

集中收治集中管理指医疗机构在院级层面对日归手术进行统一管理和质控。按照院、科两级责任制加强日间医疗服务管理。在分管医疗院长的领导下，成立日归手术管理专委会或工作组，通过设立独立的医疗单元，建立日归手术中心作为集中管理平台，将多科患者汇集到日归手术中心，按照集中预约排程、集中收治、出院后集中随访的一体化管理模式运行。日归手术中心有独立的日归病房、日归手术室、预约与随访的医护团队。集中式管理可减少患者在住院期间不必要的往返，实现日归手术"一站式服务"（详见图2-1），达到同质化管理的目标。

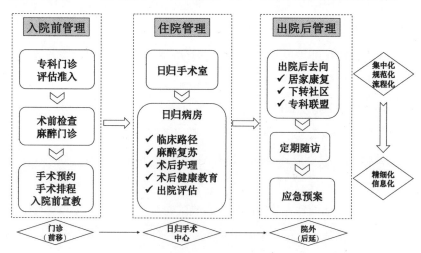

图2-1　日归手术集中收治集中管理模式

日归手术管理委员会负责做出日归手术的各项重大管理决策；日归手术中心负责制定科室层面的医疗质量安全管理标准，制定和更新日归手术运行规则，协调和衔接各环节突发情况，发现问题并及时妥善处理；专科医生负责门诊准入、手术实施；日归医生团队负责配合专科医生完善医疗文书、做好围手术期病情观察、做好出院前评估等工作；日归护理团队负责术前宣教、围手术期护理及术后随访工作。日归手术中心医护人员和临床专科医生应各司其职，共同维护患者就诊全流程各环节的医疗安全。

日归手术中心作为公共平台向全院各专科开放，所有经医院日归手术管理委员会批准纳入日归手术的术种、术式，经由专科医生进行准入筛选后，在门诊完善术前检查和麻醉评估，通过日归手术预约平台确定手术日期，专科手术医生在日归手术室为患者完成手术治疗，术后将患者转入日归病房进行短暂观察或恢复和必要的护理，通过出院评估达到出院标准则可出院。

集中收治集中管理模式下，日归手术中心的职能在医院内相对独立，日归手术患者不会占用临床科室的住院床位、手术室资源，能为临床专科住院患者释放更多的医疗资源并进行合理调配。目前，四川大学华西医院、首都医科大学附属北京同仁医院等大型综合性医院主要采用集中收治集中管理模式进行日归手术管理。

集中收治集中管理的日归手术运行模式优化了患者围手术期管理流程，提高了医疗管理质量和效率，实现了同质化管理，成为当前最主要的日归手术运行模式。管理模式和流程的合理设置是日归手术推广和开展的必要条件，其中流程的合理化是日归手术中心成功开展的关键。医技科室的日归手术绿色通道、独立的病房和手术室、固定的护理人员、完善的术前检查及术后观察、电子病历的应用等措施，切实保障了日归手术的正常运行和效率。集中收治集中管理模式下的日归手术流程以建立标准化的临床路径为工作核心，围绕前移后延的围手术期管理开展日间医疗服务，规范日归手术质量与安全评价体系，贯穿日归手术的ERAS理念。同时，集中收治集中管理模式下的日归手术能完善日归手术与社区卫生服务中心或专科联盟单位的双向转诊机制，落实分级医疗制度，推行日归手术延续性护理，提高优质医疗资源的可及性和利用率。

集中收治集中管理模式有利于手术流程的规范化、同质化，使得全流程各诊疗环节紧密相连，有效提高诊疗效率。同时，为患者提供同质化的连续性治疗，能快速应对围手术期的突发情况，有利于日归手术高效、安全开展。此外，集中收治集中管理也有利于医院对日归手术的日常运作利用标准化的指标进行集中质控和同质化评价，这是日归手术开展成熟时的管理模式。随着日归手术不断进入"病种结构化调整、日间医疗资源优化配置"的新常态，各医院的日归手术发展进程由"集中化、规范化、流程化"逐渐向"信息化、精细化"的新目标发生转变。

然而，集中收治集中管理模式缩短了患者在院时间、缺少专科的术后照护，因此需重视患者围手术期安全和延续性医疗服务，特别要落实术后随访机制，制定出院后的应急预案，以保证患者在院外的医疗安全。此外，集中收治集中管理模式需单独设置医疗单元，对相应的硬件配套提出了更高的要求，包括独立的日归手术室、日归病房以及综合服务区（接待服务台、出入院办理区、患者及家属等候区、医疗结算窗口）。因此，集中收治集中管理模式适合日归手术开展成熟、已具备一定规模的医疗单位。

二、分散收治集中管理模式（分散式）

分散收治集中管理是指医院对日归手术统一管理和质控，相应科级收治日归手术患者的管理模式。以专科病房为基础，根据开展日归手术的临床科室划分部分床位，按照标准化临床路径收治日归手术患者。日归手术患者与其他住院患者共用病房床位、手术室资源，即在普通住院病房实行常规住院患者和日归手术患者的混合管理。分散收治集中管理的日归手术患者因手术时间短、计划性强，宜以日归手术优先原则进行手术排程。

分散收治集中管理模式是由日归手术中心统一安排患者的入院及术后随访，由开展日归手术的专科病房自行完成患者收治、手术实施、术后护理等工作，其管理流程更倾向于传统择期手术的流程（详见图2-2）。与集中收治集中管理模式不同的是，分散收治集中管理模式患者的诊疗过程均由临床专科科室制定诊疗方案、调配相应医疗资源，专业性更强，患者与手术医生、专科护士之间有更多直接沟通、互动的机会，方便患者及时表达自己的医疗诉求，保障患者医疗安全。同时，分散收治集中管理模式对于医院硬件设施改造的要求较低，不改变现有医院格局，无须另设护理单元和床位，不增加医院运行成本，能最大限度地利用手术资源，特别是在原有择期手术管理模式下，能

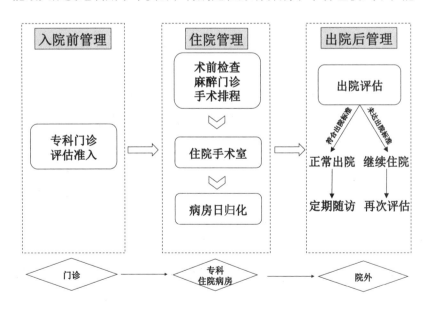

图2-2　日归手术分散收治集中管理模式

加快病房病床周转，增加经济和社会效益。分散收治集中管理模式能使医院日归手术管理更有效率，也更加灵活多变，这种模式主要适用于独立开展日归手术的临床专科科室。

分散收治集中管理模式下的日归手术患者和其他住院患者共用手术室和护理单元，与传统的住院流程无异。集中收治集中管理模式虽便于统一管理，但对于日归手术量并不饱和的医院，增加新的设备、空间及人力的投入无疑会造成医疗资源的浪费，因此这类医院更适用于分散收治集中管理模式。

（雷甜甜　宋应寒）

第二节　日归手术中心的设置

一、场所设置

在理想情况下，日归手术应在一个独立的单元中进行，在功能和结构上与住院病房和手术室分开。它应该有相对独立并且固定的接待处、咨询室、医疗结算中心、日归病房、日间手术室、复苏区、医疗废物处理区以及办公区域。专科性质较强的眼科、口腔科、耳鼻喉科等日归手术中心还应当有相应的检查区域和设备。日间手术室和复苏区的配备应符合住院设施的标准，可以使用轮椅或者平车接送患者。同一个手术等待区域的病床或躺椅在一天内可被用于运送多名患者，但应当注意保护患者隐私，符合医院感染管理要求。没有独立日归手术室的日归手术中心也应当将日归病房设立在离主手术室较近的区域，这样对手术室设备或人员配备的影响很小。同时，实验室、放射科、医疗结算中心等支撑服务场所应当设置在距离日归手术中心最近的区域，以减少患者和医务人员不必要的交通时间，提高工作效率。

为保障患者安全，日归手术中心应当设置独立的抢救区域，或靠近具备紧急抢救能力的外科ICU、急诊科等，然而，分散式管理的日归手术难以达到这一标准。病房附近应当交通便利，附近设有停车场，便于患者和物资转运。

为提高每日的工作效率、保证医疗安全，手术时间建议选择周一至周五，08：00—17：00，必要时可延长至19：00，周末开放的日归手术中心应当合理安排工作人员轮休，夜间未达到出院标准的患者建议转诊至专科病房或者纳入分级诊疗管理。

二、人员设置

（一）医疗质量管理团队

2022年11月23日，国家卫生健康委员会发布的《医疗机构日间医疗质量管理暂行规定》（以下简称《暂行规定》）中要求开展日间医疗的二级以上的医院、妇幼保健院以及专科疾病防治机构应当在医院质量管理委员会下设置日间医疗质量管理的专门组织，由医疗管理、质量控制、护理、医保、医院感染、病案、信息等相关管理人员和具有高级技术职务任职资格的临床专业人员组成，主要负责制定相关工作制度、监管并持续改进医疗质量。日归手术的开展要求同样参照《暂行规定》，开展日归手术的各临床科室或中心质量管理小组负责科室的医疗质量管理工作。

（二）日归手术中心团队设置

规范的日归手术中心应当由全职的、具有高级技术职称的、具备丰富的日间手术或临床科室管理经验的医生管理，主要负责建立日归手术中心的相关制度、管理日归手术中心的日常医疗工作和引导日归手术中心的发展方向，同时需要一名经验丰富的主管护师及以上职称的护士协助日归手术中心主任完成相关管理工作。日归手术的日常工作主要涵盖日归病房、日归手术室和综合服务区等。日归病房的医生、护士和辅助工作人员应当根据日常工作量按需设置，他们应当具备丰富的外科或日归手术所涉疾病相关的临床和护理工作经验，能够及时发现并有效处理日归手术临床工作中出现的一系列问题，遇到特殊情况可联系专科医生处理。日归手术室的人员应当由医院手术室统一调配，但考虑到日归手术的特殊性，工作人员应当相对固定且具备ERAS理念和技能。综合服务区人员主要负责手术的预约排程、健康宣教、住院收费、术后随访等工作，收费窗口工作人员对日归手术的病种及术种应有一定的了解，便于快速高效地为患者入院及出院办理结算。医院统一管理的日归手术室和综合服务区人员应当与病房工作人员保持密切沟通，保障日归手术中心的工作运行流畅。

（孙义元　王小成）

第三节　日归手术的临床路径管理

临床路径是由临床医生、护士、医技、管理等多学科专家共同参与，并针对特定病种或病例组合的一般诊疗流程，是整合流程要点制定的适度标准化、表格化的诊疗规范。开展临床路径管理工作有利于对日归手术患者采取标准化的诊疗措施、提高医疗质量和效率、合理控制手术费用。

一、成立日归手术临床路径实施小组

日归手术临床路径实施小组设置在日归手术中心，由临床专科手术医生及日归手术中心医护人员共同组成，在医院临床路径管理委员会和指导专家组的指导和帮助下，开展具体临床路径的评估、入径、记录与分析等工作，定期组织日归手术中心人员参加临床路径管理方面

的培训，按需向医院临床路径管理委员会和指导专家组提出日归手术中心临床路径病种选择、调整及临床路径文本制定、修订的建议。

二、确定临床路径病种和制定临床路径文本

适合开展临床路径的病种应具备诊断治疗方案明确、技术成熟、疾病诊疗过程中变异较少等特点。日归手术的诊疗方案通常比较明确，具备手术创伤小、恢复快、风险低等特点，大多适合开展临床路径。临床路径的开展既可以针对特定病种诊断，如精索静脉曲张临床路径，也可以针对特定手术或操作，如腹腔镜胆囊切除术临床路径、肺穿刺活检临床路径。

选定拟开展的临床路径后，医疗机构可参考国家卫生健康委员会印发的临床路径文本，遵循循证医学原则，结合ERAS措施，根据相关专业学会和临床标准组织制定的最新诊疗指南、临床技术操作规范及基本药物目录等对其进行细化完善，形成符合地方实际、具有可操作性的本地化临床路径。

三、临床路径实施、变异与退出

（一）患者选择

拟进入临床路径的日归手术患者应先在门诊完善相关的术前检查，并进行术前评估（包括麻醉评估）。当满足以下条件时方可进入临床路径：①诊断明确。②没有严重的并发症。③预期能够按临床路径设计完成诊疗项目，并符合拟入临床路径病种的准入标准。

（二）变异与退出

临床路径的变异是指患者在接受诊疗服务的过程中，出现偏离临

床路径的程序或在根据临床路径接受诊疗过程中出现偏差的现象。根据变异后是否需要改变原诊疗方案，其结果表现为变异完成和变异退出两种情况。

对于较普通的变异，可以组织日归手术中心内部讨论，找出变异的原因，提出处理意见；也可以通过讨论、查阅相关文献资料探索解决或修正变异的方法。对于临床路径中出现的复杂而特殊的变异，应当组织相关的专家进行重点讨论。

进入临床路径的患者出现以下情况之一时，应当退出临床路径：①患者出现严重并发症，需改变原治疗方案。②因患者个人原因无法继续实施临床路径。③对入院第一诊断进行修正。④因合并症或检查发现其他疾病，需转科治疗。⑤存在其他严重影响临床路径实施的因素。

临床路径变异有正负之分，负变异是指计划好的活动没有进行或结果没有产生，或推迟完成，如出院延迟、X线检查延迟；正变异是指计划好的活动或结果提前进行或完成，如出院提前、X线检查提前等。变异可分为患者的变异、医院的变异、临床工作者的变异、服务提供者的变异。医护人员应当及时记录变异原因及分类，科室临床路径实施小组应定期进行变异原因总结与分析，通过优化诊疗流程、向医院临床路径管理委员会和指导专家组提交调整路径文本、增设路径病种、开展分支路径的意见等方式，不断减少变异，规范诊疗行为。

四、临床路径评价

常用的临床路径评价指标包括以下几项。

（1）管理率：管理率＝纳入临床路径管理的病例总数（包括完成、变异、退出的病例）÷日归手术中心同期住院病例总数×100%。

（2）入组率：入组率＝纳入临床路径管理的病例总数÷日归手术

中心同期符合临床路径病种准入标准的病例数×100%。

（3）变异率：变异率=入组病例中发生变异的病例数（包括变异完成和变异退出）÷日归手术中心同期纳入临床路径管理的病例总数×100%。

（4）退出率：退出率=入组病例中变异退出的病例数÷日归手术中心同期纳入临床路径管理的病例总数×100%。

（5）完成率：完成率=完成临床路径的病例数÷日归手术中心同期纳入临床路径管理的病例总数×100%。

通过对以上指标的监测与评价，再结合其他医疗质量指标，如手术并发症发生率、非计划过夜恢复率、非计划再次入院率等。可以发现临床路径开展过程中存在的不足，采取针对性改进措施，不断规范与完善日归手术临床路径，进而提高日归手术诊疗质量及诊疗效率。

（王小成　熊珊）

第四节　日归手术的运营管理

近年来，我国持续加强医疗卫生体系建设以及健康中国建设，深化医疗保障、医疗服务制度改革，着力解决医疗保障发展不平衡、不充分的问题，在解决看病难、看病贵等问题方面取得了突破性进展，但目前在患者就医过程中仍存在医疗资源紧张、就医流程复杂、术前等待时间长等亟待解决的问题。日归手术在日间手术的基础上将患者住院时间进一步缩短，实现当天住院、当天手术、当天出院，从而进一步提高病床周转次数、缩短患者平均住院天数、优化诊疗服务流程、减少医院感染发生率、降低患者住院费用，这对于提高医疗服务效率和优化医疗资源配置起到了一定程度的作用。同时，日归手术的快速发展也对医院的规范化管理提出了更高的要求，带来了全新的挑战。四川大学华西医院在从日间手术到日归手术的发展过程中形成了更优化的运营管理思路，构建了自成体系的运营管理系统，并在实际运行过程中不断改进，建立了较为成熟及完善的日归手术运营管理规范。

一、组织架构

在医院层面做好组织管理的顶层设计，实行院科两级的管理制度，建立明晰的组织架构是日归手术中心分配及开展医疗工作的重要前提。由于日归手术的管理要求及工作流程与日间手术相似，因此目前国内大多数医疗机构暂未单独设立日归手术中心，承接日归手术的平台主要以现已设立的日间手术中心为主。后续随着日归手术术式及数量的增加，具备相应空间、人力、物力资源的医院可以考虑设立单独的日归手术中心，并配套设置单独的日归手术室，在日间手术的管理模式的基础上，与各临床医技科室和各职能部门协作一体化运营。功能完整的日归手术管理组织架构参见图2-3。

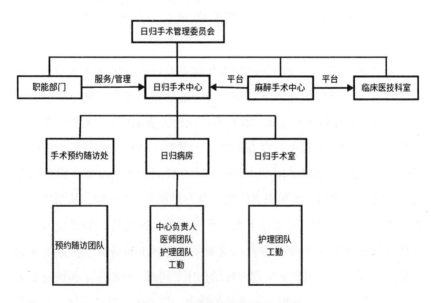

图2-3　日归手术管理组织架构

功能完整的日归手术中心由手术预约随访处、日归病房和日归手术室三部分组成。手术预约随访处包含了预约、排程及随访的区域；日归病房为集中收治日归手术患者的主要病区，患者的术前评估与准备、术后恢复及出院评估需在麻醉门诊和日归病房完成；日归手术室由医院手术室统一管理调度。

为了建立一套科学的日间手术管理方法，我国医院基本都成立了医疗质量与安全管理委员会，部分医院还成立日间手术管理委员会，在医院授权范围内负责处理日间手术的各项重大管理决策。成熟的日归手术管理体系可以参考日间手术管理委员会的组织模式，成立独立的日归手术管理委员会，其构成人员包括日归手术中心的管理人员和临床科室主任及医务、护理、运营、信息等相关职能部门负责人。日归手术管理委员会应对以下内容做出决策：①日归手术病种类型的准入、准出。②日归手术医生准入和剔除。③日归手术中心资源调度与利用。④日归手术相关人员的绩效分配方案。⑤日归手术的流程优化问题。⑥修订、完善日归手术管理制度。⑦指导各病房日归手术的规范化开展及人员培训。⑧总结日归手术中心业务与管理中存在的其他主要问题并提出解决方案。

二、岗位设置

由于日归手术患者住院时间短，周转速度快，且涉及的临床科室和医技平台较多，这就要求日归手术的全过程保持流程规范、运行高效，不同岗位人员既要有明确分工也要密切合作。日归手术中心的医生队伍由来自门诊、病房、手术室、麻醉科等岗位的人员组成，护理队伍由来自排程、随访、病房、手术室等岗位的人员组成，此外还有部分工勤辅助人员负责协助处理日归手术开展过程中的各项事务。不同等级的医院应根据自身情况配置相关人员，在具备相应资质和合理工作负荷的情况下可安排人员兼顾两个或多个岗位。

（一）日归手术中心负责人

日归手术中心一般来说应配备一名专职或兼职日归手术中心负责人，以便对日归手术中心的运行进行全方位管理。日归手术中心负责人应引领日归手术中心的发展，建立指南和临床规章制度，推动日归手术管理委员会各项决议的实施。具备管理经验和协调能力的麻醉医生、外科医生或内科医生均可作为日归手术中心负责人人选。

（二）医生团队

日归手术中心的医生团队成员来自门诊、病房、手术室、麻醉科等岗位，需协助日归手术中心负责人完成相关医疗工作，保障日归手术的医疗质量和医疗安全。

1.门诊医生职责

筛选患者，开具术前检查单，告知患者日归手术的特点。

2.病房医生职责

（1）书写入院病历。

（2）开具术前医嘱及术后医嘱。

（3）术后病情观察。

（4）对患者进行出院评估。

（5）病程记录。

（6）出院记录。

（7）对患者进行出院后的健康指导。

3.手术医生职责

（1）术前与患者谈话并使患者签署手术同意书等文书。

（2）做好手术标识。

（3）书写手术记录、进行手术后评估并开具或补充临床路径以外的医嘱。

（4）术后查看患者，指导病房住院医生做好患者出院评估。

（5）患者出院后3天内到病房签署病历，并对病历质量负责。

（6）参与患者出院后的随访工作。

4.麻醉医生职责

（1）对患者进行术前麻醉评估，选择合适的麻醉前用药和麻醉方法并准备实施方案。

（2）对患者进行术前禁饮、禁食指导以及麻醉宣教。

（3）实施麻醉。

（4）对全身麻醉（简称"全麻"）的患者进行复苏室管理和出复苏室评估。

（5）对患者疼痛和术后恶心、呕吐进行管理。

（6）对患者进行术后饮食指导。

（7）参与患者术后出院评估。

（三）护理团队

日归手术中心的护理团队成员来自排程、随访、病房、手术室等岗位，协助日归手术中心负责人完成相关护理工作，维持术前、术中、术后临床工作的高效、有序。

1.排程护士职责

预约排程，确定手术日期和手术时间，分时段预约，尽量减少患者的手术等待时间，并帮助提高日归病房和手术室的使用效率。

2.随访护士职责

出院后随访患者，针对不同手术制定相应的术后随访计划，若在随访中发现问题，及时与手术医生或相应科室联系。

3.病房护士职责

（1）对患者进行入院健康教育，包括通识教育，手术过程简介，术前、术后注意事项等。

（2）对患者进行术前的基本护理工作。

（3）对患者进行术后护理评估、护理知识宣教，使患者和家属了解简单的日归手术护理知识。

4.手术室护士职责

负责日归手术手术室的基本护理工作，包括术前、术中及术后的全流程护理工作。

（四）其他

在日归手术中心的运行过程中还需要工勤辅助、行政管理人员等共同协作，在日归手术中心、相关临床医技科室和职能部门的统筹协调下规范日归手术流程，落实具体工作。

三、资源配置

医院应根据自身实际情况综合考虑并制定日归手术中心的资源配置方案，涉及人力资源、空间规划、仪器设备、床位配置以及手术间管理等多个方面。在开展日归手术的过程中，医院要持续分析病种发展现状、患者来源及需求偏好，从而测算日归手术需求及规模，制定动态发展策略。在制定发展策略的基础上需分类规划人力资源、资金预算、病床资源、设备资源、空间资源、手术资源等，结合社会效益和经济效益，统筹推进日归手术中心资源的合理化配置。

四、运行流程

日归手术的运行流程与日间手术相似，整体流程设置涉及预约排程、术前准备、当日手术、术后恢复、出院随访等主要环节，各环节紧密衔接，以保证规范、高效率地开展日归手术。由于日归手术患者当日完成出入院的特殊性，患者需在当日出院办理时间截止前完成出院手续办理，这既需要出入院服务中心以及病理科等辅助科室的配合，也需要在患者术前、术中、术后的整体流程中应用个体化的ERAS理念，优化麻醉和护理方法，保障患者当日出院。

（一）预约排程

日归手术中心的预约排程处负责全院所有日间及日归手术的预约排程工作。预约排程团队需告知患者术前检查流程并提醒患者按时完成术前检查，为患者发放术前宣教资料，审核患者是否符合日归手术要求，符合准入标准的患者，由预约排程处登记预约后，进入排程系统，确定手术日期，并为患者讲解术前注意事项，提醒患者按时办理入院。

（二）术前准备

患者在手术当日至日归病房报到入院，日归手术中心医生和护士对当日手术的患者及其家属进行术前谈话，谈话内容包括日归手术的治疗方式、术前准备及注意事项等，并根据手术要求完成相关术前准备。

（三）当日手术

完成术前准备后经手术医生确认即可进行手术，根据本院组织架构形式选择在日归手术室或日归手术中心手术室完成手术。由于日归手术患者需在当日办理出入院手续，考虑到出入院办理时间及病理标本等接收时间，日归手术一般比择期手术结束时间更早。

（四）术后恢复

手术结束后患者将被转运至麻醉复苏室完成一期复苏，达到出室标准后运送回日归手术病房完成二期复苏。医生和护士结合患者的专科情况，综合评价患者生命体征、活动能力、术后反应、手术部位出血等是否达到出院标准，并根据手术及麻醉方式对患者进行个体化的出院健康指导，包括饮食、疼痛管理、功能锻炼、伤口处理、并发症预防及处理等内容。

（五）出院随访

患者完成日归手术出院后，患者信息将进入日归手术中心随访信息库，日归手术医生和护士需要根据病种或术式，按照个体化的随访计划，提供延续性服务。可采取电话随访、门诊随访、社区随访、互联网+随访［微信公众号、应用软件（APP）］等方式进行。随访内容包括全身情况和专科病情变化。随访发现需要专科处理的并发症时，应报告手术医生并进行追踪和记录。

以四川大学华西天府医院为例，为保障服务质量，日归手术仍要保留与择期手术一样完整的服务流程，但由于日归手术的时效性要求更高，各个环节需要更加高效衔接，因此需要医护紧密合作，采取一体化管理。日归手术服务管理流程如图2-4。

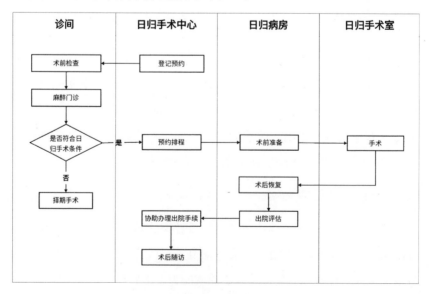

图2-4　日归手术服务管理流程

有条件的医疗机构可开展日归手术医院-社区一体化服务或医联体转诊模式。对部分术后需密切观察的患者，可将患者出院后的随访照护服务移交到社区卫生服务机构，由社区卫生服务机构为患者提供包括出院后病情观察、维持治疗、康复指导等多形式的、全面的医疗护理延伸服务，保证患者安全，满足其出院后的医疗、护理需求。

五、运营效益分析

医院运营效益分析，是对医院医疗卫生服务及科研教学成果与医疗资源消耗进行比较分析，追求社会效益和经济效益相统一，是医院经营管理的落脚点。开展日归手术会对医院的总体运营情况产生一定影响，在日归手术运行过程中持续进行运营效益分析，有利于客观评价日归手术的开展效果，不断优化运行模式，提高医院运营效率和管理水平。

（一）业务范围

分析日归手术开展的业务范围主要包含开展科室和开展术式两方面，掌握业务范围的动态发展趋势能够帮助管理者合理规划资源配置，优化手术排程，并为后续开展新业务做好充分准备。

日归手术多数是由此前的日间手术进一步压缩住院时间，在综合考虑医疗安全、医疗质量、开展难度、术后恢复等影响因素的基础上发展而来。目前耳鼻咽喉-头颈外科、泌尿外科、眼科等多个科室开展的日归手术术式主要是三级及三级以下手术，并正根据医疗需求的增加和科室服务能力的提升逐步增加术式类别，具体见表2-1。

表 2-1 开展日归手术的科室及术式

科室	术式
耳鼻咽喉-头颈外科	鼻前庭肿物切除术、鼓膜修补术、鼓室成形术、经鼻内镜鼻窦手术、局麻鼻骨复位术、外耳道良性肿物切除术、喉良性肿瘤切除术、支撑喉镜下激光声带息肉摘除术、耳廓病损切除术、耳前瘘管切除术
结直肠盆底中心	腹腔镜腹股沟疝修补术
泌尿外科	腹腔镜精索静脉高位结扎术、输尿管支架管置入术、膀胱镜输尿管支架取出术、经尿道膀胱镜输尿管镜输尿管扩张术、经输尿管镜钬激光碎石术、前列腺穿刺活检术、肾盂造口导管置换术、体外冲击波碎石术
普外科	腹腔镜胆囊切除术
乳腺外科	乳房病损微创旋切术
疼痛科	周围神经嵌压松解术
眼科	白内障超声乳化抽吸术、人工晶体植入术、共同性斜视矫正术、眼睑肿物切除术、睑内翻矫正术、眼睑肿物切除术、泪道成形术、结膜移植术

（二）运行情况分析

在日归手术的运行过程中，对日归手术的开展情况进行比较分析，可以掌握日归手术发展的趋势和速度，不同机构之间也可以横向比较日归手术的开展情况，从而了解自身的优势以及与前沿机构之间的差距。对比分析的指标既关注绝对数量，也关注构成比，全方面系统分析运行的概况和趋势。

（1）日归手术总量：一定时间内开展日归手术的总台次。此指标是展示日归手术运行概况的基础指标，也可根据日归手术量的时间变化分析日归手术开展的变化趋势及变化速度。

（2）日归手术构成比：开展的所有日归手术中各科室或各术式手术量占总台次的比重。此指标用于比较不同科室开展日归手术的数量在所日归手术中的占比，反映日归手术管理的重点对象，以及为是否需要对不同术式采取针对性管理流程提供决策依据。

（3）日归手术占择期手术比例：日归手术总量除以全院择期手术总量即可得到日归手术占择期手术比例。此指标反映日归手术在医院整体手术台次中的占比，能反映院内日归手术的发展程度。

（三）后效评价

开展日归手术能够在减少医疗费用、节约医疗资源、提高使用效率、减少院内感染等方面取得较好的效果，对提高医院运行的效率和效益，减轻患者经济负担起到一定作用。将成果产出转化为可量化指标，可以更加直观地展示运行成果，也可以进行针对性对标分析，找出需要调整的方向。

（1）平均住院日：平均住院日＝出院患者占用总床日数÷同期出院人数。平均住院日指在一定时期内每一位出院患者的平均住院时间，是一个评价医疗效益、效率、质量和技术水平比较硬性的综合指标。开展日归手术后通过计算院内平均住院日，观察平均住院日是否降低及降低水平，可以评估日归手术对于医院运营效率的作用。

（2）术前等待时间：术前等待时间＝手术日期－入科日期，术前等待时间越长，床位资源的浪费越大。日归手术基于其当天入院、当天出院的特殊性质，患者的术前等待时间可缩短为0天，能有效降低全院的术前等待时间和提高床位资源的利用率。

（3）床位周转率：床位周转率＝出院人数÷平均开放床位数。床位周转率反映了医院每张床位在同一时期内平均每张病床收治的患者人数，是考核医院工作质量的指标之一。在医院床位资源紧张的情况下，通过开展日归手术可以提高床位周转率，满足更多患者的诊疗需求。

（4）出院患者次均医药费用：出院患者次均医药费用＝出院患者住院费用÷出院人次数。将日归手术与传统住院手术的平均费用进行对比、分析，可反映出日归手术对于减轻患者经济负担的作用。各科室甚至对每种术式都可以单独计算每位患者的平均费用，与开展日归手术前采用的住院手术平均费用进行比较，能够直观体现出开展日归手术对患者整体经济支出的影响。

（5）有效床日费用：有效床日费用=（出院患者住院总费用-总药费-总材料费）÷住院天数。该指标可用于分析开展日归手术对于医院有效收益的影响。

综上所述，开展日归手术对患者、医院和国家都切实有益。对患者来说，开展日归手术能够降低经济负担；对医院来说，通过推进服务模式的变革，提高效率，使床位资源合理化使用，患者平均住院日降低，能够满足人民群众增长的健康需求；对国家来说，开展日归手术能够在满足更多患者医疗服务需求的情况下减少社保支出。

（龚小清　谢　瑶）

第五节　日归手术的绩效管理

一、医院绩效管理概述

医疗行业属于知识密集型产业，人才的数量和质量对医院的发展至关重要。为了充分激发人才的主观能动性，充分释放人才的生产力，建立科学有效的绩效管理体系尤为重要。同时，公立医院高质量发展要求医院进行供给侧结构性改革，其中"三个提高"和"三个转变"要求医院加强内涵建设，提高质量和效率，加强人力资源建设，提高医护人员工作积极性和待遇，这些都需要医院绩效管理体系的支撑。与传统的医院绩效考核模式不同，现代医院绩效管理体系有一些特性，下面以四川大学华西医院为例进行阐述。

（一）分职系、按岗位、体现职业生涯成长的精细化管理

现代医院绩效管理根据不同职系人员的职业特点和发展规律，基于分类、分层的人事管理框架，构建了医生、护理、技师、行政后勤等各职系的绩效管理体系。不同职系承担的医院和学科发展目标存在较大差异，同一职系下的不同岗位的职责也因从事工作的技术难度、风险系数的不同而存在差异，所以需要有针对性地引入与各职系和岗位匹配的评价体系，确保能正确和全面地反映各绩效主体的工作量和工作成果。各职系下根据不同岗位的发展规律进行分级管理，每一级均设有准入要求和晋升标准，体现医务人员的职业生涯成长价值；按照不同岗位的工作内容和目标设置不同的考核关键绩效指标（Key Performance Indicator，KPI），并根据岗位价值匹配相应的绩效。绩效考核KPI要体现公立医院高质量发展的趋势和要求，转变考核的导向和重点，从粗放的规模扩张、物质要素配置考量转变到精细化的质量、效率和内涵建设。

例如，对外科医生的月考核除门诊外主要包含手术和住院两个维度，考核要体现数量、质量、风险、强度、技术价值等方面的要求，因此手术考核引入了体现侵入性操作相对价值的以资源为基础的相对价值比率（Resource-Based Relative Value Scale，RBRVS）评价体系，住院考核引入了体现收治病种严重程度和资源消耗的疾病诊断相关组（Diagnosis Related Groups，DRGs）评价体系。在年度考核中，对手术性医疗单元还进行了四级手术占比、微创手术占比、日间手术占比以及日归手术占比等精细化管理要求与考核。

（二）一级分配和二级分配有机结合

现代医院绩效管理体系围绕医院战略发展目标，强化了一级分配

导向，并根据不同职系的特点与二级分配有机结合。对于医生职系，医院通过细分亚专业，建立起基于医疗组进行资源配置和绩效管理的模式，大部分核心管理目标医院直接将一级考核分配到医疗组，科室在此基础上进行有限度的二次考核调整。对于护理和医技职系，更多考量团队贡献，医院将关键指标一级考核分配到科室，科室再进行个人的细化考核。

（三）从绩效考核分配到绩效管理的转变

绩效考核和分配是通过考核得到一个对员工工作情况和效果的结论，主要用于对员工进行薪资的奖励和惩罚，是较为静态和单一的，更多强调经济手段的激励，是回顾过去一个阶段的成果，不具备前瞻性。绩效管理则是为了不断地提升员工工作效能，使个人的产出与组织目标保持一致，其目的不是奖励与惩罚，而是促进员工工作效能的提升。因此，绩效管理通过绩效信息的不断传递、沟通和反馈让员工参与绩效管理过程，强调多种激励手段相结合、对绩效过程的干预和对绩效结果的阶梯式循环提升。

二、日归手术绩效管理体系的构建

（一）日归手术绩效管理的目的和意义

提升日归手术在全院手术中的占比是当前三级公立医院的重要目标任务之一。2019年国务院办公厅发布的《国务院办公厅关于加强三级公立医院绩效考核工作的意见》将"日间手术占择期手术的比例"列为考核指标，2023年中共中央办公厅、国务院办公厅发布的《关于进一步完善医疗卫生服务体系的意见》也将"逐步拓展日间医疗服务，扩大远程医疗覆盖范围"作为提升医疗服务质量、改善医疗服务体验的重要措施。我国日间手术通过多年的发展，已形成较成熟的临床路径与管理模式，日间手术占择期手术比例中位数为18.98%。与欧美日间手术多占择期手术70%以上的开展情况相比，我国日间手术在公立医院还有很大的发展空间。日归手术作为日间手术的一种类型，是未来日间手术高质量发展的必然趋势。

日归手术和日间手术在绩效管理方面一脉相承，并没有本质上的区别，更多的是一种绩效导向的延续和内涵的扩展。因此，医院应结合自身战略定位、发展阶段和资源配置等情况，制定科学有效的日间和日归手术绩效政策，形成激励机制，促进日归手术的开展，引导住院手术和日间手术逐渐转变为日归手术，支撑医院完成内部高效运行的要求，并达成外部考核的目标。

（二）日归手术绩效管理要点

1.经济手段和非经济手段相结合

日归手术的激励需要将经济手段和非经济手段相结合，经济手段主要体现在绩效考核分配方面，非经济手段主要通过目标管理、资源配置、手术授权管理、医生学习成长要求等方式来体现。比如医院在年初与科室签订的目标责任书将日间和日归手术占比纳入考核，并定期向科室反馈数据信息；医院通过授权管理严把日间和日归手术医生的资质，并将工作量和质量考核与医疗组长的授权管理、医生级别的晋升结合；医院通过提供额外的手术室、床位、下级医生资源给开展日间和日归手术的医疗组长。这些非经济手段也是促进日归手术有效开展的重要支撑。

2.因地制宜

日归手术或日间手术的绩效政策应结合医院的区域特点、自身定位和运营情况来确定。不同区域、不同医院的医疗供给和需求可能存在较大差异，床位使用率、院外候床人数、平均候床时间等指标一般可以反映出医疗的供需关系。日归手术和日间手术模式作为一种创新的医疗模式，能够在医疗供给短期内无法显著提升的情况下，快速提升医疗服务效率。对于医疗资源已呈现饱和态势且需求旺盛的医院，在现有绩效管理框架下可以给予日归手术与日间手术一定幅度的绩效倾斜，鼓励日归手术与日间手术中心快速扩大规模，提升运营效率，释放床位资源。对于医疗供需暂未达到临界点的医院，可以暂不为日归手术或日间手术设立特殊绩效政策，等现有资源充分利用后再进行调整。

四川大学华西医院作为西部最大的疑难危急重症诊疗中心，本部医疗资源长期处于饱和状态。在此情况下，医院对日归手术与日间手术绩效给予了较明显的倾斜，有效地降低了院外患者候床时间，提高了床位周转率。对于刚开业且整体医疗资源还未达到饱和状态的分院区，日归手术与日间手术暂时没有设置特殊的绩效政策，即与普通住院手术保持一致。在这个阶段，分院区针对各科病房普遍缺乏下级医生的情况，建立了"集中收治"模式的日归手术中心，且更多地采用了日归模式，支撑手术医生在科室人力有限的情况下收治更多患者、完成更多手术，起到了基础质效的保障作用。即使没有额外的日归手术绩效政策，随着收治患者数和手术量的提升，医生也会获得更高的月度绩效。

3.动态调整

日归手术与日间手术的绩效政策应根据医院不同发展阶段的目标和重点不同进行动态调整。日间手术在我国发展迅猛，根据国家卫生健康委办公厅公布的《日间手术推荐目录（2022年版）》，对2016年、2019年、2022年3个阶段日间手术术式变化情况进行统计分析，结果显示2016—2022年，日间手术推荐术式个数增加了7.85倍，日间手术术式占总术式比例从0.59%上升到5.19%，专业分布从8个专业增加到14个专业，各专业日间手术术式呈现线性增加趋势，各专业手术级别构成也发生了变化。日归手术作为日间手术的"升华"和创新模式，近年来也在包括四川大学华西医院在内的一些医院得到大力发展。因此，面对日归手术和日间手术日新月异的发展态势，绩效管理策略也需要随之动态调整。

四川大学华西医院作为国内较早开展日间手术和日归手术的医院之一，在发展初期，医院给予所有日间手术和日归手术绩效特殊奖励政策。随着时间推移，部分日归手术和日间手术已经发展得相对成熟，部分病种术式已完全日间化、日归化，缺乏提升空间。同时，部分住院手术随着技术的进步与管理理念的更新也具备了开展日间手术和日归手术的条件。面对新时期和新情况，医院逐渐取消了一些已常规开展的日间手术和日归手术的特殊绩效政策，将资源更多地导向常规住院手术的日间化或日归化。这种针对不同的日间手术和日归手术的术式采取不同绩效方案的管理模式，对医院的精细化管理提出了更高的要求。

三、日归手术的绩效考核与分配模式

开展日归手术需全院多个部门、科室和多个职系、岗位的协作，各岗位承担的工作职责和管理重点存在差异。因此，不同绩效主体的考核激励重点应有所不同，但均应基于医院统一的人事管理和绩效管理体系，下面以四川大学华西医院为例来说明。

（一）日归手术涉及的手术医生绩效

手术医生包括医疗组长和助手，其中医疗组长是医疗活动的发起者和执行者，决定着手术的核心质效，在绩效上应充分体现激励性。医疗组长有严格的授权机制，同时医院根据资源设置组长岗位数，医疗组长授权人数大于岗位数，所以需竞聘上岗。为保障医院管理的责、权、利统一，所有日归手术的考核和分配均回归到各临床科室和医疗组。医生月度绩效考核主要由医院一级考核到各医疗组，其中手术绩

效和住院DRGs绩效占比较大。

1.医疗组月手术绩效

月手术绩效＝医生级别系数×当月完成手术系数总和×每系数分配额。其中医生级别系数体现医疗组长的个人成长，包含年资经验、技术级别和历史贡献。四川大学华西医院医生级别设置为12级，对应不同的岗位级别系数，只有10级以上的医生才有资格申请医疗组长授权。

手术系数即RBRVS系数，最初是美国医保用来支付医生劳务费的定价体系，以资源消耗为基础，以相对价值为尺度，可以较为客观地评价医务人员在每一个诊疗项目中的付出及应获得的报酬。手术系数的基本思想是通过"定量评估"的方式，比较各诊疗项目消耗的资源要素，包含劳动时间、强度、风险和设备成本等，制定每个诊疗项目的相对价值系数。手术系数最大的特点就是细化诊疗项目，通过支付医生劳务费反映其劳动价值，引导医务人员的行为。四川大学华西医院通过借鉴国外经验并将其充分本土化形成了具有四川大学华西医院特色的手术RBRVS体系。每月的RBRVS系数总和，既体现了医生开展的手术量，又体现了开展手术的技术难度和风险。为鼓励日间手术和日归手术的开展，医院目前对一些尚有提升空间的日间手术和日归手术给予一定的绩效倾斜，相对于普通住院择期手术每系数分配上浮50%，具体分配案例和计算公式详见表2-2。医生开展相对技术价值越高的日间手术或日归手术，得到的绩效奖励越多，从而鼓励医生将更复杂的术式纳入日间或日归模式。

此外，为充分体现激励性和对超负荷工作的绩效保障，手术绩效方案中还增加了超额累进机制，即医疗组月手术总系数达到基本目标后，超过的部分每系数的分配额有所增加，对因手术间和床位资源不够造成医生超时或延时工作的情况进行补偿。因此，月手术绩效目标要结合医疗组资源占用的情况来确定。四川大学华西医院外科医疗组常规配置8～12张床位，每周设2个手术日，配备1～3名下级医生。日归手术中心的手术间、床位和下级医生资源不在常规配置范围内，因此开展中心日归手术相当于给医疗组增配了资源，客观上通过非经济手段激励了日归手术的开展。

表2-2　医院某外科医疗组月手术绩效分配

医疗组	医生级别系数	住院手术				日归手术				月手术分配小计/元
		台次/台	系数	每系数分配额/元	绩效分配/元	台次/台	系数	每系数分配额/元	绩效分配/元	
	(a)	(b)	(c)	(d)	$(e=a \times c \times d)$	(f)	(g)	$(h=d \times 1.5)$	$(i=a \times g \times h)$	$(j=e+i)$
医疗组1	1	20	240	50	12 000	5	60	75	4 500	16 500
医疗组2	1.2	15	200	50	12 000	10	100	75	9 000	21 000
医疗组3	1.4	15	300	50	21 000	10	150	75	15 750	36 750

2.医疗组月住院DRGs绩效

外科医疗组除手术绩效分配外，还有住院DRGs绩效分配，具体见表2-3。病例组合指数（Case-Mix Index，CMI）是DRGs评价体系中体现收治患者疾病的相对危重和复杂程度的衡量指标，CMI值越高，表明收治病例的复杂程度和资源消耗越大。医疗组月DRGs绩效＝当月出院患者总数×出院患者CMI×每点数分配。

表 2-3　医院某外科医疗组月住院 DRGs 绩效分配

医疗组	出院患者数 （a）	出院患者平均 CMI （b）	每点数分配 /元 （c）	月DRGs绩效 /元 （d＝a×b×c）
医疗组1	20	1.20	500	12 000
医疗组2	25	1.10	500	13 750
医疗组3	40	1.15	500	23 000

月DRGs绩效与收治患者数量和CMI值密切相关。对于外科科室，手术患者的CMI显著高于非手术患者，而日间手术和日归手术模式的开展，有利于在有限的手术室和床位资源情况下提高手术效率，增加手术患者的收治率，既解决了患者对优质医疗资源的需求，又在绩效方面客观体现了医务人员的劳务价值，同时也鼓励科室逐步将复杂手术和病种日归化。

3.日归手术的质量安全考核

质量安全是日间手术模式生存的生命线，而日归手术的开展对质量和安全提出了更高的要求。因此，要以医疗组长为抓手，加强日归手术的质量考核，但考核指标过多也会让管理重点模糊。因此，医院将一些核心质量指标，如非计划再次手术率、术后30天内非计划再就诊或入院率纳入月绩效考核，与绩效分配直接挂钩；将术后并发症发生率、非计划过夜恢复率、病历质量、病历按时归档、编码正确率、术后患者满意度等指标纳入监控范围。以上质量指标都会统计到医疗组层面，定期给科室进行反馈，通过每月的沟通会进行分析、评估，进入PDCA循环改进并纳入科室的年度考核。

（二）日归手术中心住院医生绩效

在集中收治集中管理模式下，日归手术中心住院医生的主要工作内容是协助医疗组长完成围手术期的各项医疗准备和服务，同时还要承担日归手术中心的学科规划、运营保障、对外合作和培训等工作。日归手术中心住院医生的月度绩效由岗位薪酬和绩效薪酬组成，其中岗位部分占比较大，主要和医生级别挂钩；绩效部分主要根据日归手术中心当月整体的质效表现，由医院一级考核分配到科室，科室再根据个人业绩进行二次考核分配。日归手术中心的质效考核指标包括出院人次、手术人次、CMI、床位周转率、病历质量和非计划延期出院率等。由于日归手术的开展会对床位使用率的统计产生影响（因不过夜不计床日），因此要弱化床位占用指标的考核，强调床位周转指标的考核。

（三）日归手术麻醉医生绩效

麻醉贯穿日归手术全流程，涉及术前评估、术中保障和术后复苏等多个环节，是保障日归手术医疗安全和治疗效果的重要环节。日归手术麻醉医生与全院其他麻醉医生绩效方案一致，考核指标主要有麻醉访视人次、麻醉台次、麻醉时长、麻醉方式和级别。因日归手术具有"短、平、快"的特性，医院应注重麻醉医生的人力配置、岗位设置和经验资质，确保麻醉医生的数量和质量，充分保障日归手术的效率和安全，避免产生管理瓶颈。

（四）日归手术涉及的护理绩效

日归手术涉及的护理岗位有手术室护士、麻醉护士、病房护士和预约随访护士，其绩效管理遵循医院现有护理职系绩效体系。护理人员月度绩效由个人岗位绩效和团队绩效两部分构成，其中个人岗位绩效部分由个人的护理级别和夜班数量决定，团队绩效由所在护理单元级别和关键质效指标共同决定。全院所有护理单元按照人均负荷强度、承担风险和特殊技能要求等要素进行级别评定，并定期调整，共分为6个级别，其中与日归手术相关的护理单元涉及3个级别，主要根据人均负荷强度、承担风险和特殊技能要求来进行评定并定期调整。与日归手术相关的护理单元级别和关键质效考核指标见表2-4。

表 2-4　　日归手术涉及的相关护理单元级别和关键质效考核指标

护理单元	护理单元级别	关键质效考核指标
手术室护理单元	甲	手术台次、手术时长、四级手术占比等
麻醉护理单元	甲/乙	麻醉复苏人次、麻醉复苏时长、转运人次、麻醉监测人次和时长等
日归手术中心护理单元	乙	手术人次、出院人次、出院患者CMI、床位周转率等
预约随访护理单元	丙	预约人次、随访人次、手术取消人次等

四、小结

日归手术是日间手术的衍生和创新，其绩效管理思想和理念与日间手术是兼容和连续的，并无实质的区别，只是在具体的应用场景上应更多地考虑政策导向、区域特点、自身定位和资源配置等情况。总之，日归手术的绩效管理需要立足于医院整体的绩效体系，针对不同职系和岗位建立不同的激励机制和考核指标，通过经济和非经济激励手段相结合的方式，实现日归和日间手术模式质效的稳定提升，并且随着医院发展阶段的改变和诊疗技术的进步进行动态调整，确保绩效政策的激励性和可持续性。

（宋文洁　杨飔沁寒）

第六节　日归手术的医疗文书管理

日归手术通过进一步优化住院流程，在原来日间手术管理模式的基础上，将住院时间不超过24 h的日间手术进一步发展为当天住院、当天手术、当天出院的日归手术，在提高医疗机构资源利用率方面发挥了重要作用，另一方面也对患者围手术期医疗安全保障提出了更高的要求。

一、规范日归病历书写的基本内容

病历是客观记录医疗行为的载体，也是维护医疗质量安全的有力保障，病历书写均应遵循客观、真实、准确、及时、完整、规范的基本要求。

日归病历文书要求与日间病历相同，《暂行规定》第十五条指出：日间病历应当包括住院病案首页、24 h内入出院记录、术前讨论结论、手术/治疗记录、手术安全核查记录、手术清点记录、各类知情同意书、医嘱单、辅助检查检验报告单、体温单、护理记录单以及入院前完成的与本次诊疗相关的医疗文书资料等。日归病历书写的时效性要求更高，这就对主管医生评估病情准确性、临床路径执行程度、电子病历书写便捷性等方面提出了更高的要求。

为充分保障日归手术安全，患者出院前均需进行严格的出院评估，这也成为日归手术与日间手术特有的医疗文书，即出院评估表。目前采用的出院评估表为麻醉后出院评分系统（Post-Anesthesia Discharge Scoring System，PADSS），评估内容包括5个项目：血压和脉搏、活动能力、恶心呕吐、出血、疼痛，各单项评分为0～2分，相加后总分为10分，只有总分≥9分时，方可准许患者离院。日归手术出院评估表见表2-5。

患者病情稳定，可不写病程记录。如患者因病情变化，需转入专科病房住院治疗，则退出临床路径。按照《病历书写基本规范》时限要求书写住院医疗文书，日归手术中心医生书写入院记录、首次病程记录、转科记录，专科病房医生书写接收记录、上级医生首次查房记录等。所有记录应准确、及时，按患者情况实际发生时间记录，与已产生的日归病历文书同时保存。

表 2-5 日归手术出院评估表

项目	内容	分数/分	得分/分
血压和脉搏	波动幅度大于术前基准值的20% 波动幅度在术前基准值的20%~40% 波动幅度大于术前基准值的40%	2 1 0	
活动能力	步态平稳与术前接近 需要帮助 不能走动	2 1 0	
恶心呕吐	轻度，无须治疗 中度，治疗后可控制 重度，治疗后无效	2 1 0	
出血	轻度，无须换药 中度，须换药2~3次 重度，须换药3次以上	2 1 0	
疼痛	VAS疼痛评分0~3分 VAS疼痛评分4~6分 VAS疼痛评分7~10分	2 1 0	
合计/分			
评估人签名	评估时间： 年 月 日 时 分		

二、发挥信息化在日归病历质量管理中的作用

日归手术住院时间短、周转快，病历书写工作量大，除制定符合日归手术发展的病历书写基本规范外，还需依靠信息化手段建立电子病历实时监控信息系统，利用环节质控帮助医生提高病历书写质量。另外，四川大学华西天府医院已实现病历归档无纸化与电子签名，对归档病历实施自动终末质控，提高日归病历的完整性、一致性、规范性。

由于日归手术患者的术前检查于院前完成，因此，与本次手术相关的门诊检验、检查资料均应通过信息化手段自动归入本次住院病

历，纳入电子病历监控系统。

三、签署日归手术知情同意书

《暂行规定》第十六条规定：医疗机构及医务人员应当遵循患者知情同意原则，尊重患者的自主选择权。尊重患者的自主选择权贯穿日归手术这种新兴医疗服务模式全程，不仅体现在手术方案和高值耗材等事项上，还体现在医疗报销等方面。虽然日归手术和专科住院手术在医保报销政策上无明显差异，但报销流程稍有不同。

另外，日归手术患者除了需签署常规的手术知情同意书以及在不同医院出于管理要求需要签署的住院患者知情同意书、住院患者家属陪护告知书、患者住院授权委托书、医患双方不收和不送红包协议等外，部分地区医保行政部门还设置了专门的日间手术知情同意条款，其要求同样适用于日归手术。例如《河北省卫生健康委 河北省医疗保障局关于进一步推进日间手术工作的通知》（冀卫医函〔2022〕29号）规定：患者经诊断需进行日间手术的，医疗机构与患者签订《河北省××医院日间手术同意书》，及时办理日间手术登记手续（图2-5）。

部分地区没有制定相关模板，但是相关政策正文要求了应当包含的内容。比如《内蒙古自治区医疗保障局 内蒙古自治区卫生健康委员会关于进一步优化日间手术医保支付政策的通知》（内医保办字〔2023〕41号）规定："定点医疗机构收治患者时，应与患者签订日间手术知情同意书，明确日间手术退出条件及医保支付政策等重要事宜。"《珠海市卫生健康局 珠海市医疗保障局关于印发珠海市日间手术试点工作实施方案（试行）的通知》（珠卫〔2019〕281号）规定："要与患者签订日间手术治疗协议，明确权利义务、就医管理、保障政策、违约责任等内容，有效保障患者知情同意权。"四川大学华西医院无须签署专门的日间手术知情同意书。鉴于此，建议医疗机构在开展日归手术时，按照当地医保行政部门的相关要求签署知情同意书，让患者充分知晓日归手术和普通住院手术在医疗费用及其报销政策上的优劣，然后再根据患者意愿办理预约入院手续。

河北省××医院日间手术同意书

（模板）

编号：

经临床医生诊治，并经患者　　　、身份证号：　　　同意办理日间手术登记手续，若因各种原因最终未办理实际住院登记手续者，其日间手术院前门诊费用按门诊结算。特此告知患者。

患者或授权（法定）代理人签字：　　　　　　　经治医生签字：

年　月　日　　　　　　　　　　　　年　月　日

代理人与患者关系：　　　　　　　　　　　医院医保办签字（盖章）：

患者/代理人联系电话：　　　　　　　　　　　　年　月　日

河北省××医院日间手术同意书

（模板）

编号：

经临床医生诊治，并经患者　　　、身份证号：　　　同意办理日间手术登记手续，若因各种原因最终未办理实际住院登记手续者，其日间手术院前门诊费用按门诊结算。特此告知患者。

患者或授权（法定）代理人签字：　　　　　　　经治医生签字：

年　月　日　　　　　　　　　　　　年　月　日

代理人与患者关系：　　　　　　　　　　　医院医保办签字（盖章）：

患者/代理人联系电话：　　　　　　　　　　　　年　月　日

图2-5　河北省××医院日间手术同意书（模板）

如需制定日归手术知情同意书，还可以加入以下内容使告知内容更加全面：①针对日归手术入院即手术的特点，可以强调患者在家可以进行术前用药方案调整、饮食准备和心理准备等。②针对日归手术术后在院观察时间短的特点，可以向患者及家属强调ERAS理念的应用。③针对日归手术不一定能完全确保当日归家的可能性，可以向患者及家属强调可能发生非计划再次手术、延长住院时间甚至转为普通住院治疗的风险。

四、做好日归病历资料统一归档

日归手术作为住院诊疗的一种形式，其病历管理亦遵循《医疗机构病历管理规定（2013年版）》《病历书写基本规范》《电子病历应用管理规范（试行）》等国家颁布的医疗文书相关规定。病历按照其就诊阶段分为门诊病历和住院病历，两类病历各自应当包含的内容也有明确规定。患者在门诊就诊时的门诊病历首页、病历记录、检查报告、检验报告、医学影像检查资料等作为门诊病历，住院阶段医疗文书要求同专科住院手术病历管理要求。2022年11月23日国家卫生健康委办公厅印发的《暂行规定》第十五条将日间病历的内容进行了相应扩展，将入院前完成的与本次诊疗相关的医疗文书资料（即门诊产生的病历资料）也纳入日间病历范畴中。因此，采用纸质病历的医院，应当在患者入院时便收集相关门诊病历资料并将其统一放入病历夹中；采用电子病历的医院，建议直接通过系统接口调用患者相关门诊病历资料并将其归入日归病历中。资料调用的规则可以根据实际情况设定，比如将入院前7日内相关病历资料打包归入，同时允许医务人员自主选定。

值得注意的是，尽管国家仅要求与日归手术相关的医疗文书方属于日归病历，但在实践中相关性的判断较为主观，医疗机构可以考虑将术前一定时间内的门诊病历均予归入。例如，乳腺包块患者拟行乳腺包块微创旋切手术，其术前7日除于乳腺外科门诊就诊外，同时还于耳鼻咽喉-头颈外科门诊就诊并诊断为声带息肉。理论上进行日归手术前医生应当全面评估患者的病情，因此在已知存在其他疾病（声带息肉）的情况下，该已知疾病也应纳入术前讨论并予以禁忌证的排除，遂难以认为耳鼻咽喉头-颈外科相关门诊病历和喉镜检查报告等与该次日归手术完全无关。此类情况在临床实践中仍需进一步探索。

　　日归病历资料的统一归档对于医疗纠纷处理具有重要意义。日归手术患者申请封存病历资料时，如果医疗机构未能将门诊病历资料一并封存，后期存在患者拒绝认可的风险，进而影响到医疗事故技术鉴定、医疗损害鉴定等程序的正常进行。当然，对于部分医疗机构在实际工作中因人员、设备、技术原因无法开展特定检验、检查或者因患者便利需求在外院进行术前检验、检查的，因涉及两家或者多家不同医疗机构，因而不能强求日归手术医院将其他医疗机构的病历资料归入日归手术患者的病历中。不过，仍然建议医务人员在术前将患者在外院的资料尽可能完整收集并由患者签名捺印承诺真实性，以便在未来可能的医疗纠纷中作为支持院方开展相应诊疗活动的证据。

（马　利　卢俊言）

第七节　日归手术医疗质量安全不良事件管理

一、日归手术医疗质量安全不良事件管理的特点

相较于其他类型的手术，日归手术的医疗服务流程更加紧凑，需

要在入院当天完成手术并出院。因其管理流程、手术时长、手术或操作方式、麻醉方式等不同，其发生医疗质量安全不良事件所带来的风险和影响也有其特殊性。

（1）监测周期短：日归手术使用高效、快捷的择期手术管理模式，患者术后在院留观与康复时间短，这导致医务人员对患者的监测周期短，发现问题和进行抢救的窗口期相对较短。

（2）麻醉风险高：由于日归手术周转快，对围手术期麻醉管理提出了更高的要求，尤其是在镇痛和预防恶心呕吐等方面。在高速运转的手术室内工作，麻醉出错的概率会增加，同时由于日归手术麻醉方式中的监测麻醉管理（Monitored Anesthesia Care，MAC）占比远高于非日归手术，其相关并发症的发生率也较高。

（3）重视程度相对较低：考虑到日归手术通常不会占用医院太多资源以及手术本身短促、迅速，有关部门和医务人员容易降低对其重视程度，进而忽视医疗质量安全管理上的细节和标准。

（4）经济成本因素使得医疗质量安全管理降级：日归手术因为费用相对较低，某种程度上为患者节省了医疗开支，但正因如此，规模优势带来的费用下降，也可能导致医院在日归手术的医疗质量安全管理上缺少足够的关注和投入。

因此，针对日归手术医疗模式的特殊性，在管理上，医院和有关机构必须采取有针对性的措施来降低日归手术医疗质量安全不良事件发生的风险及其影响，包括制定严格的围手术期安全管理制度、加强基于日归手术特殊风险的相关培训、构建医疗质量安全不良事件快速识别及反馈机制、落实术后定期回访制度、对医疗质量安全不良事件定期回溯分析等。

二、日归手术医疗质量安全不良事件管理标准

（一）标准适用范围

日归手术医疗质量安全不良事件管理标准规定了日归手术医疗质量安全不良事件的组织管理、分级、分类、报告、处置、信息公开、持续改进的管理规范。

此标准内容参考了行业标准及团体标准相关文件，适用于二级以上医疗机构日归手术的医疗质量安全不良事件的管理。

（二）术语定义

1.医疗质量安全

医疗质量安全是指在医疗活动过程中，通过持续地危险识别和质量安全管理，降低医疗风险并保持其在可接受的范围。

2.医疗质量安全不良事件

医疗质量安全不良事件，简称不良事件，是指医疗机构在医疗活动中，任何可能或已经影响患者的诊疗结果、增加患者的痛苦和负担的事件，以及可能影响医疗质量和医务人员安全的因素或事件。

（三）组织管理

（1）医疗机构主要负责人为不良事件管理的第一责任人，日归手术中心负责人管理全科室的不良事件。

（2）建立健全不良事件管理组织架构，指定部门及专（兼）职人员，负责完善工作流程、建立工作制度、明确日归手术中心及岗位职责等工作。

（四）日归手术医疗质量安全不良事件分类分级

1.事件分类

医疗机构应按照不良事件发生后导致后果的严重程度实施分类管理，包括Ⅰ、Ⅱ、Ⅲ、Ⅳ四个等级。

2.分类内容

Ⅰ类事件（警告事件）：是指发生不良事件，造成患者死亡。

Ⅱ类事件（有后果事件）：是指发生不良事件，且造成患者伤害。

Ⅲ类事件（无后果事件）：是指发生不良事件，但未造成患者伤害。

Ⅳ类事件（隐患事件）：是指未发生不良事件。

3.事件分级

医疗机构应根据不良事件给患者造成损害的程度，将其按大写英文字母顺序，分为A至I共计9个等级，其中Ⅳ类事件对应A级；Ⅲ类事件对应B、C、D三个等级；Ⅱ类事件对应E、F、G、H四个等级；Ⅰ类事件对应I级。

4.分级内容

A级：环境或条件可能引发不良事件。

B级：不良事件发生但未累及患者。

C级：不良事件累及患者但没有造成伤害。

D级：不良事件累及患者，需进行监测以确保患者不被伤害，或需通过干预阻止伤害发生。

E级：不良事件造成患者暂时性伤害并需进行治疗或干预。

F级：不良事件造成患者暂时性伤害并需住院或延长住院时间。

G级：不良事件造成患者永久性伤害。

H级：不良事件发生并导致患者需要治疗挽救生命。

I级：不良事件发生导致患者死亡。

（五）日归手术医疗质量安全不良事件的类型

1.分类原则

按日归手术不良事件的形态、发生的后果及所属的临床诊疗环节等进行分类。

2.分类内容

（1）非计划再次手术。

（2）非计划性拔管。

（3）非计划再次入院。

（4）延长住院时间。

（5）术中/术后出血。

（6）麻醉/镇静意外。

（7）药物不良反应

（8）医疗设备/器械安全。

（9）手术/操作安全。

（10）其他事件。

（六）日归手术医疗质量安全不良事件监测

为持续验证不良事件制度的有效性，保障其正常运转，通常需要从以下几个方面开展日常监测。

（1）各类不良事件发生的例数。

（2）医疗机构及日归手术中心至少有一种机制能主动发现未上报的不良事件，并有常态化的交叉监测机制，如通过病历检查，追踪不良事件有无及时、准确上报；从非计划再次手术发现不良事件；从投诉、纠纷案件中发现不良事件等。

（3）不良事件漏报例数及原因。

（4）重大不良事件发生后完成根本原因分析的比例。

（七）日归手术医疗质量安全不良事件上报

1.报告主体

1）报告主体（分层报告）

（1）医疗机构内部报告的主体：医疗机构相关工作人员，包括医生、护士、药学技术人员、医技人员、管理人员及其他人员。

（2）医疗机构外部报告的主体：其他医疗机构或供应商；患者和社会各相关方。

2）报告主体职责

（1）医疗机构内部的报告主体，应当主动履行报告不良事件的义务。发生不良事件后，应当立即在不良事件报告系统中报告事件发生情况，部门第一负责人为责任人。鼓励医疗机构外部主体在自愿的前提下报告不良事件，协助医疗机构完善医疗服务。

（2）配合不良事件的调查（医疗机构外的报告主体除外）。

（3）协助组织改进或监督不良事件整改（医疗机构外的报告主体除外）。

2.报告途径程序

（1）医疗机构工作人员上报程序：登录不良事件报告系统，按上报系统固定格式进行报告信息填写。Ⅰ类、Ⅱ类、Ⅲ类不良事件除了在医院系统上报外，还需逐级报告管理部门。医疗机构应将本院不良事件按有关规定向国家行政主管部门指定的渠道进行报告。

（2）医疗机构外部主体可以采取电子邮箱、纸质信件等多种方式进行报告。采用纸质信件接收不良事件的医疗机构应当在日归手术中心等区域放置《医疗机构外主体不良事件报告表》和填写说明；采用电子邮箱接收不良事件报告的医疗机构应当在网络上公布《医疗机构外主体不良事件报告表》电子版和填写说明。

3.报告格式

报告表格内容应遵循信息全面、易理解、填写方便的原则。不良事件报告原则上应使用固定格式的表格报告。根据报告主体不同，分为《医疗机构工作人员报告表》《医疗机构外主体报告表》两种类别。

4.上报内容

不良事件报告一般包含但不限于以下内容。

（1）患者基本信息：住院号、姓名、性别、年龄、床号及诊断。

（2）事件发生时间：具体日期、时间、日期类型（工作日、周末休息日、节假日及不明）。

（3）事件发生经过：体现事件的内容和细节。

（4）事件发生场所。

（5）事件造成的后果。

（6）采取的行动。

（7）报告人情况：医院、科室、姓名、岗位类别、联系方式（电话、邮箱等）。

5.上报时限

按照"有无过错事实，后果严重程度"的原则，确定不良事件上报时限。

（1）Ⅰ类事件：应当在不良事件发现之时起2 h内，上报有关信息。

（2）Ⅱ类事件：应当在不良事件发现之时起12 h内，上报有关信息。

（3）Ⅲ类事件：应当在不良事件发现之时起15天内，上报有关信息。

（4）Ⅳ类事件：宜在不良事件发生之时起30天内，上报有关信息。

（八）医疗质量安全不良事件处置

1.处置原则

及时响应不良事件报告，减轻患者的伤害后果，重视调查分析，利于持续改进。

2.处置内容

对于已造成患者伤害的不良事件，应根据不良事件处置预案第一时间进行处置，减轻不良事件对患者造成的伤害后果，将可能造成的伤害或损失降到最低，降低不良事件导致的不良影响。

3.处置方式

医疗机构应当根据不良事件的性质、严重程度、发生频率等，采取电话询问、现场查看、约谈当事人、查阅资料等方式开展调查，并有针对性地进行处置。对重大不良事件应进行根本原因分析，以利于医疗机构的持续改进。

三、日归手术医疗质量安全不良事件整改

日归手术相关不良事件整改，至少应当包含下列要素。

（一）事件调查

日归手术医疗质量安全不良事件发生后，应当本着实事求是，正视问题的态度，立即开展调查工作。事件调查人员应首先着重于还原事件经过，尽可能掌握所涉人员及事发的时间、地点、现场环境及条件等；其次询问当事人的陈述意见，对于事发当时的人为因素及非人为因素予以区分；最后对不良事件的性质进行判定，包括不良事件的分类、分级以及当事人的过错程度等，综合后做出评估。

（二）根因分析

根本原因分析简称根因分析，是分析不良事件的必经流程，在进行根因分析时，通常使用各种工具和技术，常见的有流程图、因果图、5W1H分析、鱼骨图、问答式分析、统计分析等。根因分析的具体步骤包括：

（1）定义问题：确定需要解决的问题并明确其产生的影响。

（2）收集数据：收集与问题相关的数据和信息，包括过去的负性事件、记录和文件资料等。

（3）制定假设：根据搜集的数据和信息制定可能的假设来解释问题的原因。

（4）验证假设：通过搜集的数据和信息验证每个假设是否正确，并形成问题可能的原因。

（5）确定根本原因：对可能原因进行交叉对比分析，结合实际情况，找到导致问题的根本原因。这一步可能需要进行再一次的调查和分析。

（6）制定解决方案：根据根本原因制定合理有效的解决方案，并确定实施这些方案所需的资源和时间。

（7）实施方案：实施解决方案，并跟踪和监控其效果。

（8）评估结果：评估解决方案的实施效果，并确定是否需要进一步改进。

（三）整改措施

整改措施是从不良事件中吸取经验教训，避免反复出现类似问题的"防火墙"，具体应当根据科室实际人员配置情况、设施设备条件及工作环境等客观因素，制定出切实可行的、具备可操作性的方案，切不可脱离实际，制定难以实现的整改措施，使其流于形式。整改措施应当尽量具体，符合医疗常规和习惯，做到调整最少、成本最小，一旦制定应严格执行，并定期完善。

（四）整改培训

整改培训应以易于理解、直观清楚的方式展现。参与培训的相关人员均应到场，日归手术中心负责人应当列席，质量安全管理负责人应出席并主持培训会。整改培训应当制作签到表，可用照片记录培训情况，必要时对培训内容进行考核并记录考核成绩。培训完成后，负责培训的工作人员应当对培训相关内容分类存档。培训应当起到教育警示、举一反三的作用。

（五）整改报告

整改报告是相关人员对上述整改内容进行完整记载，并整理而成的书面记录。整改报告应当由日归手术中心负责人及当事人签名后，在规定时间内转交医务部存档备案。

（刘　敏　吴旭东）

第三章
日归手术全流程运行管理

第一节　日归手术患者评估

一、日归手术患者评估的必要性

日归手术革新了传统的住院手术和过夜的日间手术模式，患者只需要在短暂的住院时间内完成所有诊疗环节即可出院而无须住院过夜留观。近年来，日归手术占日间手术的比例持续增长，使床位资源得到最大化利用，医疗服务效率得到显著提升。与此同时，日归手术患者在院时间短暂，在医院内得到的医疗照护相对较少，对患者进行充分的术前评估是日归手术全流程管理的准入核心，也是患者入院前管理的关键环节，有助于保障日归手术顺利实施，为患者快速出院创造有利条件，促进患者生活能力和社会角色稳步恢复，保障患者出院后的医疗安全与生活质量。此外，对日归手术患者的评估还关乎诸多日归手术的安全和效率指标，如爽约率、当日手术取消率、床位周转次数、患者满意度、术后并发症发生率、非计划过夜恢复率、非计划再入院率、非计划再次手术率、死亡率等。

对日归手术患者的评估主要是对患者的一般情况、基础疾病、围手术期风险、社会支持等方面进行评估和筛选，综合判断患者是否满足日归手术的适应证和禁忌证，优化患者的诊疗流程、预测术后的效果、为患者制定个体化的治疗计划和术后护理方案，降低临床路径变异率、术后并发症发生率，提高手术的成功率和患者的满意度等。同时，需了解患者术后是否有足够的社会支持，明确患者出院后的具体去向，保障日归手术患者院外的医疗安全和康复质量。

二、日归手术患者评估的内容

对将施行日归手术的患者应有严格的准入标准，其评估内容包括年龄、体重指数（BMI）、合并疾病、术前麻醉、术后恶心呕吐、特殊药物的围手术期使用、社会支持、心理状态等，为患者当日出院提供适宜的条件。

1.年龄

日归手术术种、术式较多，不同的日归手术术种、术式、手术医生和医疗机构对患者准入的年龄要求不同。因年龄增长可能会引起术中血流动力学改变，高龄（80岁以上）患者术后凝血功能会有明显降低，但通常都不会导致必然的负性结果。规范化的患者年龄准入应以不同术式分类的标准化临床路径为依据，基于临床路径减少变异，体现医疗服务同质化水平。以四川大学华西医院主要开展的日归手术对患者年龄要求为例：接受儿外科手术的患者年龄应大于1岁、接受经内镜消化道息肉切除术的患者年龄应为18～70岁、接受成人腹腔镜胆囊切除术的患者年龄应小于65岁、接受成人腹股沟疝无张力修补术患者年龄应小于80岁等。

2.身体质量指数

超重或肥胖可能增加手术难度和术后并发症的发生率，高血压、充血性心力衰竭和上气道梗阻是肥胖患者的主要术后并发症。英国日间手术相关指南规定BMI≤35 kg/m² 的患者才能接受日间手术。因我国国民体质和饮食结构与发达国家差异较大，加之开展日归手术的时间较短，我国暂无指南对日归手术患者的BMI进行规定。基于麻醉风险的考虑，一些医疗机构规定BMI≤35 kg/m² 的患者才能接受日归手术，但目前尚无统一要求。

3.合并疾病

合并基础疾病的患者，如患有高血压、糖尿病、冠状动脉粥样硬化性心脏病、慢性阻塞性肺疾病（Chronic Obstructive Pulmonary Disease，COPD）及急性上呼吸道感染等的患者，只要其基础疾病处于稳定状态，在麻醉医生与手术医生充分知晓合并疾病和做足准备的情况下仍然可以接受日归手术。对处于疾病终末期或肝肾功能显著异常的患者，则不考虑行日归手术。

4.术前麻醉

为避免因术前麻醉评估不足导致手术延期或取消，需要合理调整围手术期麻醉评估时机至入院前。将术前麻醉评估移至入院前的主要目的为评估麻醉分级、提前识别合并症，尽早发现可能优化患者术前状况、改善术后结局的机会，明确日归手术可能存在的麻醉相关风险。因此，拟施行日归手术的患者尤其是全麻的患者，术前应到麻醉科门诊进行充分的评估。ASA根据患者体质状况和对手术危险程度进行分类，将患者的术前麻醉风险分为了6级，详见表3-1。ASA分级中Ⅰ～Ⅱ级的患者更适宜开展日归手术；病情控制稳定，麻醉评估风险可控的Ⅲ级患者可考虑行日归手术；ASA分级为Ⅰ～Ⅵ级的患者，以及合并恶性高热、复杂病态肥胖、严重心肺疾病、控制不佳的甲状腺疾病、急性药物滥用等的患者不宜施行日归手术。

表 3-1 ASA 分级和围手术期耐受力

分级	标准	围手术期耐受力
I	体格健康，发育营养良好，各器官功能正常	能耐受麻醉和手术
II	除外科疾病外，伴有系统性疾病，功能代偿健全	对一般的麻醉和手术能耐受
III	伴有严重系统性疾病，体力活动受限，但尚能应付日常工作	对麻醉和手术有顾虑
IV	系统性疾病严重，丧失日常工作能力，经常面临生命威胁	施行麻醉和手术有风险
V	濒死患者，病情危重，生命难以维持	麻醉和手术异常危险
VI	已发生脑死亡	麻醉和手术极度危险

5.术后恶心呕吐

术后恶心呕吐（Postoperative Nausea and Vomiting，PONV）是全麻患者术后常见并发症之一，患者PONV总体发生率约为30%，伴有高危因素的患者PONV发生率可达70%。PONV显著影响日归手术患者的术后康复，甚至可能导致患者非计划过夜恢复等。成年患者PONV高危因素包括患者因素、手术因素和麻醉因素。患者因素包括女性、不吸烟、PONV史或晕动病史、年龄<50岁等；手术因素包括腹腔镜手术、减重手术、妇科手术、胆囊切除术等；麻醉因素包括全身麻醉、使用挥发性麻醉药或含氧化亚氮（N_2O）的麻醉药、麻醉持续时间长、术后使用阿片类药物等。Koivuranta风险评分和Apfel风险评分是常用的PONV风险评分工具，简化的Apfel风险评分应用广泛，主要基于4个高危因素：女性、不吸烟、PONV或晕动病史、术后使用阿片类药物。成人PONV/术后呕吐（POV）风险被分为低风险（有0~1个危险因素）、中风险（有2个危险因素）、高风险（有3个及以上危险因素）。儿童PONV的

危险因素与成年患者不同，其患者因素包括患儿年龄＞3岁、青春期后女性、有PONV/POV/晕动病史、有家族PONV/POV病史；手术因素包括接受斜视手术、扁桃体腺样体切除术、耳廓成形术、手术时间长于30 min；麻醉因素包括吸入麻醉、应用抗胆碱能药物、术后使用阿片类镇痛药。儿童PONV/POV风险水平被分为低风险（无危险因素）、中风险（有1～2个危险因素）、高风险（有3个及以上危险因素）。

6.特殊药物的围手术期使用

高血压、糖尿病患者术前及手术当日可常规服用降压药和降糖药，这对于减少患者围手术期血压、血糖波动有积极作用。甲状腺功能亢进者需监测甲状腺功能水平［促甲状腺激素（TSH）、游离三碘甲腺原氨酸（FT_3）、游离甲状腺素（FT_4）］，若近1个月病情稳定，经手术医生和麻醉医生评估后可准入，并按要求在围手术期继续服用抗甲状腺功能亢进的药物。对于合并伴随疾病需要长期服用抗栓药物的患者，如服用不同作用机制的抗凝或抗血小板药物（阿司匹林、氯吡格雷、华法林、达比加群、利伐沙班等），手术医生和麻醉医生需权衡日归手术的出血风险和血栓事件的发生风险，制定相关药物在围手术期的停用和重启方案。尤其是对于需要肝素桥接治疗的高血栓风险患者，通常需要更长时间的住院日，因此不推荐行日归手术。

7.社会支持

日归手术患者于手术当日出院，因此在术后居家康复期间必须至少有1位具备完全民事行为能力和照护能力的人来陪护患者，同时患者术后居住环境应当具备术后观察和居家护理的条件。患者住所和医院的距离一般不宜超出1 h车程，方便在紧急情况下可以及时赶到医院。如果社区医疗服务可以提供及时的急救支持，则不受上述条件限制。

8.心理状态

日归手术在院时间短，患者又需接受大量的信息、心理的调整和角色的转换，极易出现焦虑、抑郁等情绪，可能影响日归手术的爽约率和当日手术停台率。对日归手术患者术前常规进行心理评估，可以及时发现患者的心理问题，针对性地对其进行健康宣教，从而尽早干预、缓解患者的焦虑、抑郁等负性情绪，有助于进一步促进日间医疗工作的开展。日归手术患者心理评估内容详见本书第三章第七节。

三、日归手术患者评估的效果评价

医疗质量与安全评估是实施医疗质量与安全管理的有效手段，部分手术效率和手术安全的评价指标与术前患者评估相关，主要包括爽约率、当日手术停台率、非计划过夜恢复率、术后并发症发生率、术后康复效果、患者满意度等。医疗机构应当每季度或每半年开展一次关于日归手术患者评估的效果评价，医务人员可利用表单进行回顾性调查。

（雷甜甜 谢 瑶）

第二节 入院前管理规范

关于日归手术入院前管理目前国内尚无规范和要求，但日归手术与日间手术一样，在整个管理流程中入院前管理尤为重要，其管理效果可直接影响手术的效率指标，如爽约率、当日手术停台率、床位周转率、患者满意度等。为更好地实施和推广日归手术入院前管理，现将四川大学华西医院制定的"日归手术入院前管理规范"做如下介绍。

一、预约管理规范

预约管理是患者在手术前，由门诊工作人员对患者进行手术时间安排和入院前健康教育的过程。科学、合理、高效的预约服务有助于提高日归手术院前的工作效率，缩短患者的手术等待时间，提高病房的床位周转率与患者满意度。科学、合理的手术时间计划需要按照标准临床路径以及患者病情的轻重缓急进行综合考虑后制订。

入院前健康教育包括指导患者完成术前检查、麻醉医生完成麻醉评估、向患者交代术前注意事项等工作。预约处接待人员应由具有良好的医德，具备丰富临床经验和沟通技能的专职护士担任。设置预约护士专职岗位，预约岗对护士的管理和协调能力要求较高，应由专职的高年资护士担任。此外，预约岗护士还需具备多个临床科室的工作经验和其他综合知识，熟悉医院各项规章制度、医疗政策法规、医疗收费和报销流程等，有较强的团队协作意识、良好的沟通和语言表达能力。

二、手术排程管理规范

手术排程是对当天日归手术的安排，包括联系手术医生、计划手术室、联系患者三方面的工作。精准的手术排程有助于日归手术室和日归病房资源的合理配置。

1.精准排程的重要性

手术室资源作为医院内重要的资源之一，其运行效率决定了手术患者的医疗需求能否被最大限度满足，如何将有限的手术室资源进行最大化利用是医院仍需努力探索的方向。日归手术中心的高效运转需要全流程中每个工作环节有效衔接，手术室的运行效率直接决定了每台日归手术能否如期开台和按时完成。手术预约排程是手术室资源调配至关重要的环节，日归手术中心高床位周转率的现状促使手术排程需要精确至小时，因此如何实现精细化排程是当下亟待解决的难题。

2.精准排程的目标

日归手术的排程目标是保证手术排程相对紧凑和将手术风险最

小化，以解决资源利用率低、排班不合理等日归手术排程难题。

3.精准排程的策略

精准排程需考虑多维度不确定性因素，从而进行排程优化，精准排程的核心问题是确认未入院的患者能否按时到达医院进行手术。具体需要与患者沟通的内容包括以下几方面。

（1）突发疾病：是否有上呼吸道感染等急性疾病或创伤等。

（2）慢性疾病控制情况：高血压、糖尿病等慢性疾病是否控制良好。

（3）近期的抗凝药物使用史：近期是否使用过华法林、阿司匹林、三七片等药物。

（4）女性是否在生理期。

（5）是否存在其他因患者自身原因不能按计划手术的情况。

此外，医院应考虑优先安排老年患者和小儿患者的手术，将合并感染性疾病的手术患者尽可能安排在当天最后一台。手术排程应结合年龄、合并感染性疾病等因素，综合考虑手术风险等级，手术风险等级越高，手术出现风险的可能性越大，手术优先级就越高，应尽可能优先安排至当天首台。

三、入院前健康宣教管理规范

1.入院前健康宣教的目标

入院前健康宣教的目标是帮助患者更好地理解疾病、手术、治疗和生活基本要求，从而让患者顺利完成手术。

2.入院前健康宣教的内容

1）通识教育

与其他住院手术患者的通识性教育相比，日归手术的通识教育更为重要，因为患者不在医院过夜观察，因而在其手术前后还应关注患者及其家属的生活情况和生活便利性。日归手术的通识教育应帮助患者及其家属在日归手术前后熟悉医院周边环境，了解医院周边交通情况、停车位情况、生活必需品购买地点、保险情况、患者饰物要求等。

2）疾病相关知识教育

疾病相关知识教育需要根据患者的需求和理解能力进行，为其讲解疾病的发生发展过程、预后、手术的必要性、手术方式、手术时长及注意事项等。

3）用药相关知识指导

用药相关知识指导指对于慢性疾病患者长期服用药物的指导，包括指导患者正确服用慢性疾病相关药物，如高血压药物、糖尿病药物，同时要停止服用抗凝药等手术特殊禁忌药物。

4）心理指导

日归手术的心理指导包括安抚患者情绪，交代日归手术的优点和出院后的保障措施，从而解除患者和其家属的思想顾虑，促进手术顺利开展，为患者后期康复打下基础。

5）饮食指导

根据日归手术的种类、手术方式、患者病情和年龄来决定患者手术前的饮食情况，如饮食禁忌、禁食禁饮时间等。

6）康复指导

让患者了解日归手术"快速康复计划"的每一个环节，术前详细地宣教治疗计划，促进康复相关措施的顺利实施，缩短康复各阶段可能的时间等，更重要的是让患者明白其自身在康复过程中所起的作用，充分发挥患者的主动性。术前宣教的对象不仅是患者，还包括家属和陪护人员，患者是主体，但家属和陪护人员也要熟悉流程，充分配合医务工作者，达到日归手术中心的最终目标，即为患者提供安全、高质量的医疗和护理。院前及院外系统性护理健康宣教能使患者在有限的住院时间内得到更加充分的护理干预，缓解患者紧张焦虑的情绪。院前营养支持能提高患者对手术的耐受性，院前指导患者戒烟戒酒有助于术后康复，有益于减少术后并发症。融合ERAS理念，缩短患者术前禁饮禁食时间，并将术后康复知识宣教提前到术前，让患者更好地配合术后康复活动。患者术前精神状态各方面都处于最佳状态，对术后何时可以进食及下床活动等充满期待，有助于其术后康复。

3.入院前健康宣教的形式

入院前健康宣教的形式包括以下几方面。

（1）口头讲解。

（2）播放视频。

（3）发放纸质版资料。

（4）微信公众号宣传。

（5）幻灯片讲解。

（6）其他。

（赖小琴）

第三节 住院管理规范

一、入院宣教管理规范

健康教育是实施整体护理的重要手段之一，而日归中心作为一个患者住院时间短、出入院快的科室，更需要患者和家属理解患者病情并熟悉日归手术流程，这样才能推动日归手术顺利开展。有效的入院宣教能协助患者积极调整心理状态，消除对医院的陌生感，尽快进入角色。四川大学华西医院已有科室采取多种途径、多形式、及时、反复的健康宣教方式，取得了较好的效果。

（一）规范入院宣教内容

传统的入院宣教侧重于住院环境和注意事项的讲解，日归手术由于住院时间进一步缩短，每一步治疗及护理措施都衔接紧密，护患沟通时间尤为珍贵，入院宣教除常规的环境介绍和注意事项外，还应结合术前、术后的宣教内容，用简洁的语言和简短的内容介绍病房环境及工作人员，让患者明确具体的手术时间段、手术方案，更精准地缩短患者术前禁食时间，推动快速康复理念在日归手术的实施。入院宣教内容不宜过多，因为正常成人短时间内记忆信息的数量多在5条左右，太多信息易引起患者记忆疲劳，更容易导致患者遗忘信息。为了减轻患者和家属的记忆负担，入院宣教内容应遵循马斯洛的人类基本需要层次论制定，先向患者讲解满足其生理需要的宣教内容，如进食时间，其次是环境介绍，最后讲解术后病情观察及护理，让患者能理解疾病知识并配合治疗。

（二）培训科室工作人员

由科室护士长、质控护士、护理专业组长组成健康宣教督查专项小组，督导和培训科室护理人员，减少不同护士进行的入院宣教的质量差异。

（三）个体化宣教

评估患者和家属对健康知识的接受度，采取多种方式相结合的方法，让患者和家属多时间节点、多途径地了解疾病知识。如对小儿患者可采用视频动画资料宣教，对年轻患者可结合移动医疗信息技术宣教，对老年白内障患者应通过口头宣教、纸质资料等多种形式进行宣教，通俗易懂地讲解疾病知识，提高患者依从性，保障医疗和护理质量。

（四）建立多样化资料

在查阅文献的基础上，结合平时工作中患者常关注的问题，全科室护士共同讨论、全方位分析患者入院时的需求及对疾病的困惑，确定入院宣教规范内容，并选择一名擅长书写的护理人员作为日归手术健康资料管理员，管理、更新健康教育资料，如将纸质版资料装订成册、将电子版资料发送至医院相关部门、更新健康教育资料到床旁交互系统和病房网站等，同时也要根据临床需求实时更新健康教育内容。

（五）持续质量改进

日归中心须对所有住院患者进行随访，随访内容根据不同病种、不同手术类型，在患者术后第2天、第3天、1个月或术后第2天、第7天、1个月随访患者的康复情况及对日归手术服务的满意度。通过分析日归手术患者出院后的满意度，结合日归手术患者安全指标，如非计划就诊率等，持续改进入院宣教的质量。

（骆　雪　赵晓燕）

二、护理文书书写规范

护理文书是护理人员在临床护理活动过程中，对患者病情动态、医疗护理过程和护士行为的记录，是病历的重要组成部分，也是护理工作的重要档案资料。它不仅是衡量临床护理工作质量的重要指标，也是维护护患双方在护理活动中合法权益的法律文件，《病历书写基本规范》中要求护理文书书写要客观、及时、真实、准确、完整。

（1）医院应对护理文书进行三级质控，形成责任护士—护理组长—质控护士的组织构架，对护理文书书写的各个环节进行全程管理而不只是行终末检查，把护理质量管理落实到护理文书书写的每个流程中。

（2）护理文书记录实行谁签名谁负责的制度。

（3）加强专科培训：加强护理文书规范化书写培训，做到人人掌握规范，杜绝写错别字、漏写、漏签的行为。加强专科培训，对于新入职护士，通过"一对一"带教，学习本科室常见疾病的护理特点及护理文书书写注意事项。

（4）根据《病历书写基本规范》及原卫生部颁发的《电子病历基本规范》，结合日归手术短、频、快的特点，利用信息系统制定一套适合科室的可用性及可操作性强的书写细则，可将术后观察记录规范为条目式内容，举例如下。

日归手术病房护理简化书写介绍

日归手术同日间手术具有短、频、快的特点，单位时间内护理工作量大。为科学地引导护士有效、高效开展护理实践工作，保证护理质量与医疗安全，既往在开展日间手术时四川大学华西医院在前期探索基础上牵头进行了护理文书书写简化，并在护理电子病历系统的基础上创建了《日间手术病房护理计划单》，其结构与内容包括以下方面：①护理计划单，可从医院信息系统（Hospital Information System，HIS）中的手术记录里提取麻醉方式和手术名称。②体现日间ERAS理念，关注疼痛、PONV等。③通过调用既定的结构化或半结构化书写模板，能兼顾结构化录入和自由文本录入的优势，解决医学用语不准确及记录漏项等问题，并可自由录入患者特殊病情变化内容，以补充结构化病历的缺陷。④将各项表单融合在计划单里，便于评估。

（1）根据日归手术病房护理文书书写特点，建立护理文书书写记录库，生成一、二、三级条目，护理文书书写从三级条目中导入并生成观察记录。

（2）一级条目包括疾病专科知识、生命体征、饮食管理、活动管理、伤口管理、疼痛管理、排便管理、跌倒管理、管道管理、血栓管理及出院管理。二级条目对一级条目进行补充，可通过医嘱生成护理计划。三级条目针对一级条目进行详细介绍，描述疾病相关观察要点。

（3）护士通过勾选三级条目中的措施，自动生成观察记录并导入护理记录。

（殷 宇）

三、总务、办公室管理规范

日归手术模式下的总务、办公室护士在患者入院到出院整个过程中承担着咨询者、监控者、联络者、沟通者等角色。在提高病区管理水平、满足患者的需求、做好总务工作、配合护士长进行质量管理等方面起着重要的作用。设立总务、办公室护士岗位的目的是促进病房护理质量管理，更好地为患者提供优质护理服务。

（一）总务、办公室护士岗位胜任要求

担任日归手术病房总务、办公室护士者的工作年限须在10年以上，具有一定的管理及沟通协调能力，并具备丰富的各专科配合经验及敏锐的观察能力。

（二）总务、办公室护士工作职责

1.合理安排床位

新入院患者由总务、办公室护士根据实际情况为其合理安排床位，以保障手术和治疗工作的顺利进行和护理工作的有序推进。如癌症患者的自身免疫力较差，而且身体比较虚弱，因此最好安排在通风情况较好且周围环境比较安静的病房；如果是有传染病的患者，为了保障其他患者的身体健康，及时对其采取隔离措施是非常有必要的，应为其单独安排病房。

2.环境的管理

（1）维护病房办公区域环境整洁。总务、办公室护士需监督和保持办公区清洁、整齐，物品放置规范。保持护士站桌面整洁、物品整齐。保持治疗室、医用冰箱和病区库房清洁、整齐，物品放置规范。电脑设备长期不用时，应锁定并关闭显示屏，节约用电。

（2）维持病区环境安静。

3.物资管理

（1）物资补充登记。总务、办公室护士需负责本科室物资供应、领取与保管。根据物资的类别和用处进行分类整理，方便工作人员取用，提高管理效率。保证无菌物品无过期、失效，重复使用的物品做好消毒管理。保证抢救物资完整可用。对各种医疗仪器，如心电监护、输液泵、注射泵等进行清洁消毒。

（2）仪器管理。如相关设备出现问题，需及时通知维修人员进行维修，保证科室工作的正常推进。

（3）药品管理。对高危药品进行分类管理，严格使用登记，落实高危药品警示制度。将毒麻药品放置于保险柜，按要求登记、交接，基数不可随意增减。将急救药品分类放置，药品注明有效期，用后及时补充，做到班班交接，交接人员签名。对药品进行查对，如发现过期药品，要及时通知医院进行销毁，并且对药品的保存做相关的记录。在药品的保存和使用过程中发挥监督作用。及时清理出院、转科及停药患者的药品，及时退药。

4.医疗文书管理和质控

（1）对本科室护理文书书写、病历进行质控，发现、修改和反馈问题，对病历书写进行质量控制与指导。

（2）负责出院患者护理文件的整理，并将所有无纸化管理的电子病历归档。

（3）严格遵守相关规章制度，在进行信息处理时做好保密工作，保护患者隐私。

（4）促进医疗文书持续质量改进。

5.桥梁和纽带

（1）承担桥梁作用。总务、办公室护士是医生、护士与患者之间沟通与交流的桥梁，应做好交流沟通工作，提高医生–护士–患者之间的工作效率，形成一个良好的循环。

（2）处理突发事件。主动防范、积极消除医疗不良事件；若发生不良事件应主动协助、妥善处理。

6.护士长助理

做护士长的得力助手，一方面要辅助护士长完成一些日常工作，另一方面也要根据实际情况对与患者相关的工作进行合理安排。总务、办公室护士需要全面掌握当天各种手术的进度，综合考虑日归手术病房的人员配置，合理安排护士工作，将具有不同能力的护士配置到不同的岗位，有利于不同层级护士优势互补，既发挥了高年资护士的丰富临床经验、体现高年资护士的职业价值，又对低年资护士起到了传、帮、带的作用，在降低低年资护士精神压力的同时又为其创造了更加安全、规范、有效的学习和工作环境，相互督促，调动各级护理人员的工作积极性，提高日归手术病房与手术室的配合质量。

（李　娜）

四、围手术期静脉血栓栓塞症管理规范

（一）概述

围手术期静脉血栓栓塞症（Venous Thromboembolism，VTE）的预

防一直是ERAS的重要组成部分，日归手术将ERAS管理理念运用到患者围手术期管理，早期识别高危患者，及时预防，可以明显降低日归手术病房VTE的发生率，减少术后并发症，提高治疗效果，从而促进日归手术高效率、高质量的发展。

1.日归手术VTE风险评估

1）评估对象

根据临床护理质量安全要求，对所有入院患者都应进行VTE风险评估，但是结合日归手术特点，目前主要针对以下几种病种进行VTE风险评估。

（1）所有腹腔镜手术患者。

（2）全麻泌尿手术患者。

（3）有静脉血栓史、脑梗史等患者。

2）评估工具

目前根据《中国普通外科围手术期血栓预防和管理指南》，应用Caprini量表对日归患者进行VTE风险评估。Caprini包括4个分区，涵盖了40项（3项针对女性）住院患者可能发生静脉血栓的危险因素，医务工作者可根据不同的分值采取相应的措施。

（1）风险结果及判定：根据区域选项分别赋值1～5分，最后根据累计分数划分为极低（0分）、低危（1～2分）、中危（3～4分）、高危（≥5分）4个等级。

（2）预防措施：对所有VTE风险评估对象均进行健康宣教，按照不同的风险给予相应的预防措施。中危及以上（≥3分）患者均需签署《四川大学华西天府医院VTE风险护患沟通单》（以下简称《沟通单》）并按照规范进行标识和书写护理记录；对于高危患者（≥5分）还需在腕带、床头上进行风险标识，HIS床位图上会有"栓"字，以提示护理人员给予关注和重视，并及时签署《沟通单》，做好记录和动态评估，风险级别升高时，需再次签署《沟通单》。

3）评估时间

患者术后返回病房时即刻评估，并根据病情变化进行动态评估。

（二）术前术后 VTE 预防

1.术前宣教

（1）戒烟：由于烟中的尼古丁会刺激血管收缩，影响静脉回流，故应告知患者及时戒烟。

（2）控制原发疾病，控制血压。

（3）长期输液或经静脉给药者，避免在同一部位、同一静脉处反复穿刺，尤其在使用刺激性药物时更要谨慎。

（4）避免无指征地应用止血药。

2.术后宣教

1）环境

（1）保证病房的舒适性，温湿度需保持在适宜范围，温度可设置在20～22℃，湿度可设置在50%～60%。

（2）术后患者注意保暖，避免受寒冷刺激。

2）体位

（1）术后生命体征平稳者可取半卧位，根据病情可进行呼吸、咳嗽训练，这类训练不仅可预防术后肺部并发症，还有利于静脉回流，减轻下腔静脉的压力。

（2）对于因病情不允许勤翻身的患者，给予肢体的按摩及关节的活动，防止肢体长时间受压导致局部血液循环受到障碍而引发并发症。

3）活动

患者手术清醒后，尽早下床活动是预防下肢深静脉血栓形成的最有效措施，指导其进行主动踝泵运动，踝泵运动可有效预防下肢深静脉血栓，其运动主要分为绕踝运动和下肢功能锻炼。

（1）绕踝运动：患者平躺或坐于床上，下肢伸展，以踝关节为中心，脚部做360°环绕动作，以逆时针和顺时针各绕一次为一组。

（2）下肢功能锻炼：患者平卧或坐于床上，下肢伸展，肌肉放松，然后缓慢地以最大角度向上勾起脚尖，让脚尖朝向自己维持10 s左右后放松；之后以最大角度让脚尖向下，保持10 s左右后再放松，以此循环为一组，可根据患者的耐受程度增减练习的时间和组数。

4）饮食

（1）饮食以低脂、低盐、清淡为主，多食用富含维生素及足够的蛋白质的食物。

（2）低盐饮食可改善血管壁通透性，缓解组织水肿症状；低脂饮食则可降低血液黏稠度。

（3）清淡饮食可改善术后运动量少引起的消化不良等症状。

（4）禁食患者遵医嘱给予静脉营养支持。

5）病情观察

对患者病情变化情况进行密切观察，若发现患者下肢有肿痛感，皮肤发绀且温度较低，皮下静脉明显扩张且有皮下淤点等症状，应及时通知医生并采取相应的措施。对日归手术常规使用止血药物者应做好用药后观察，防止深静脉血栓的形成。

3.早期识别以下症状并及时向医生汇报

（1）患肢肿胀：下肢深静脉血栓最常见的症状就是下肢突发肿胀，急性期患肢可出现皮红、皮温升高，严重者皮肤可呈青紫色，部分可出现水疱。

（2）疼痛：患肢出现疼痛和压痛是下肢深静脉血栓最典型的症状，这主要是静脉内的血栓引起炎性反应所致。

（3）肺栓塞：主要表现为胸痛、呼吸困难、咯血等，这也被称为肺栓塞"三联征"。

（三）应急预案

1.院内应急预案

1）肺栓塞

下肢深静脉血栓最严重的后果就是深静脉血栓脱落，形成栓子，栓子随着血流进入肺动脉，并且堵塞肺动脉的主干，引起肺栓塞，以肺循环和呼吸功能障碍为主要临床表现和特征，如呼吸困难、气促等。处理流程见图3-1。

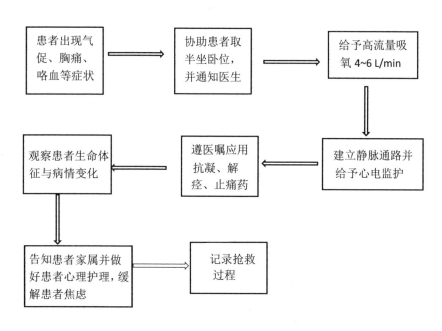

图3-1 肺栓塞处理流程

2）出血

抗凝、溶栓出血轻者可出现皮肤黏膜出血、血液淤积于皮肤或者黏膜下形成红色或暗红色淤斑且压之不褪色。较重者可出现脏器出血，内脏出血的患者往往会出现腹痛，有的患者还会因出血而贫血出现面色苍白、皮肤湿冷等症状，如内脏出血会导致全身有效循环血容量明显下降，因而患者会有口渴、烦躁等症状。处理流程见图3-2。

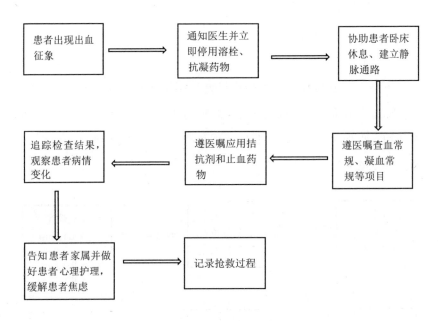

图3-2　出血处理流程

2.院外应急预案

1）随访频次

根据不同日归手术病种，术后有不同的随访频次，常规术后30天内随访3～5次，特殊情况下患者病情发生变化则增加随访频次。

2）随访内容

（1）常规随访内容：出院后恶心呕吐、头痛头晕、伤口出血感染等并发症，以及患者术后饮食、活动、生活及心理能力恢复等。

（2）个体化随访内容：针对VTE中高危患者制定个体化随访内容，如询问下肢是否有肿胀及疼痛等表现。

3）并发症处理

（1）指导患者或其家属做简单的处理或者救治。

（2）告知患者到急诊科就诊或者通知急诊科处置患者，必要时住院治疗。

（3）联系主刀医生或者专科病房住院总处置患者。

（4）报告病房护士长、科主任，进行应急处置。

（四）静脉血栓风险的持续质量管理

（1）实施三级护理管理和监控，护理部负责对全院的静脉血栓风险进行管理，及时、动态评估筛查高危患者并重点预防。

（2）对所有进行VTE风险评估的患者均应进行健康宣教，按照不同风险分层给予相应预防措施并按规范做好护理记录。

（3）VTE风险评估为中高危者，应及时与患者或授权委托人沟通、签署高危患者护患沟通单，并按规范进行标识。

（4）各级护理管理者对静脉血栓风险评估及落实情况进行监控，发现问题及时整改。科室通过HIS信息平台及时向管理部门上报院内发生的VTE事件，分析、总结事件发生的原因，总结经验教训，制定改进措施。医院VTE防治专项护理管理小组对上报的VTE特殊案例、警示案例进行讨论、指导，对VTE防治工作进行全面评价和持续质量改进。

（5）对日归手术病房静脉血栓发生情况进行专项检查，不断改进，形成具有专科特色的静脉血栓处置流程、操作规范及健康教育资料，以降低静脉血栓、肺栓塞的发生率，促进患者早日康复。

医院将住院患者VTE预防作为科室医疗质量评价的重要内容，对院内VTE整体防治情况定期进行分析、评价、考核、及时反馈。质量监管环节包括过程评价、预防措施评价、预防效果评价、质控关键指标管理。

（祝银龙）

五、静脉治疗管理规范

静脉治疗是临床重要的治疗手段之一，它是将各种药物及血液（包括血液制品），通过静脉注入血液循环的治疗方法，包括静脉注射、静脉输液和静脉输血。为确保日归手术中心患者的安全及静脉输液治疗的有效，四川大学华西天府医院开展日归手术时严格遵守《四川大学华西天府医院静脉治疗管理规范》，遵循医院的三级管理架构原则，设置日归手术中心静脉治疗护士一名，提高静脉治疗管理质量，减少静脉输液相关并发症及不良反应的发生率，从而提升护理服务质量。

（一）静脉治疗管理基本原则

（1）参与静脉治疗人员必须具有注册护士执照。

（2）静脉注射、静脉输液、静脉导管维护等均应遵循无菌技术原则。

（3）严格执行查对制度，至少使用"姓名"与"登记号"两种方式进行查对，并询问过敏史。

（4）小儿穿刺应由工作2年以上的注册护士执行，并遵循一人一针原则。

（5）操作前后应执行《医务人员手卫生规范》（WS/T 313—2019）规定，不应以手套取代手卫生。

（二）静脉治疗操作

1.输液器具的选择

根据静脉治疗的类型、输液的疗程、输液的速度、药物刺激性、化学性质等选择合适的输液器具。

2.留置针型号的选择

根据患者的年龄、静脉情况、治疗需求、术式等，选择不同型号的留置针进行静脉穿刺。成人选用18 G或24 G留置针，小儿选用24 G留置针建立静脉通道。眼科、消化内科手术患者选用24 G留置针，普外科、泌尿外科、疼痛科、耳鼻咽喉科等手术患者选用18 G留置针。

3.穿刺部位、血管的选择

评估穿刺部位皮肤的完整性，选择粗、长、直、有弹性的血管；避开静脉窦、静脉血栓、肢体肿胀、关节等部位。根据手术方式规范选择穿刺部位，便于术中医生操作，拟行胃肠息肉切除手术的患者宜选择穿刺右上肢；白内障患者宜选择穿刺对侧上肢；腹腔镜患者宜选择穿刺左上肢等。

4.穿刺部位消毒

以穿刺点为中心擦拭，至少消毒两遍或按消毒剂使用说明书操作，待自然干燥后方可穿刺（留置针消毒面积不小于8 cm×8 cm）。结扎止血带的位置应在穿刺点上方8～10 cm处，结扎止血带时间不宜超过120 s，以免引起肢体末端血液循环障碍。止血带一人一用一消毒。

5.静脉注射

根据药物及病情选择适当推注速度，注意患者的用药反应。

6.静脉输液

根据药物及病情调节滴数；定时巡视，观察患者有无输液反应，穿刺部位有无红、肿、热、痛、渗出等表现。

7.穿刺后静脉导管维护

（1）敷料：穿刺点使用无菌透明敷贴覆盖，便于观察穿刺点局部情况。若穿刺部位发生渗液、渗血应及时更换；敷料发生松动、污染等完整性受损情况时应及时更换。

（2）肝素帽：肝素帽内有血液残留，或完整性受损，或取下后应及时更换。

（3）正确的固定方法："U"形固定，接头高于穿刺点。

（4）冲管、封管技术：脉冲式冲管（推一下，停一下）；正压封管。

（5）导管拔除：患者回病房完成治疗后无不适即可拔除，如患者自诉有不适需观察至病情稳定，经医生评估后方可拔除导管。

（6）操作规范：静脉留置针输液技术操作流程及评价标准见表3-2。

表 3-2　静脉留置针输液技术操作流程及评价标准

项目	流程及考核评价要点	分值/分	得分/分	备注
操作准备（10分）	1.护士准备：仪表端庄（0.5分），着装整洁（0.5分），七步洗手法洗手（1.5分），戴口罩（0.5分）	3		
	2.用物准备：治疗盘（0.5分）、输液执行单（0.5分）、药液（0.5分）、输液器（0.5分）、静脉留置针（0.5分）、棉签（0.5分）、敷贴（0.5分）、胶布（0.5分）、消毒剂（0.5分）、压脉带（0.5分）、弯盘（0.5分）、速干洗手液（0.5分）、锐器盒（0.5分），必要时备小垫枕（0.5分）	7		
评估患者（10分）	1.评估患者病情（2分），解释并取得合作（2分）	4		
	2.评估穿刺部位皮肤及血管情况（2分），合理选择血管（2分），洗手（2分）	6		
操作要点（65分）	1.携用物至床旁（1分），核对患者信息（2分），洗手（1分），备胶布（1分）、敷贴（1分），核对并检查药液（2分）	8		
	2.消毒瓶口（1分），检查输液器（2分），将输液器插头插入瓶塞直至插头根部（1分），关闭调节器（1分）；将输液瓶（袋）挂于输液架上（1分），排尽空气（2分），检查茂菲氏滴管下端有无气泡（1分），关闭调节器（1分）	10		
	3.协助患者取舒适体位（1分），消毒穿刺处皮肤，直径>5 cm（2分），待干（1分），在穿刺部位上方8～10 cm处扎压脉带（2分）	6		
	4.连接留置针（1分），打开调节器（1分），排尽导管及针内气体（2分），关调节器（1分），再次核对（2分）	7		

续表

项目	流程及考核评价要点	分值/分	得分/分	备注
操作要点（65分）	5.嘱患者握拳（1分），绷紧皮肤（1分），固定静脉（1分），右手持留置针，在血管的上方，使针头与皮肤呈15°～30°。进针（2分），见回血后压低角度（2分），沿静脉走行进针0.2 cm（2分）	9		
	6.左手固定留置针（2分），右手后撤针芯约0.5 cm（2分），将针芯与外套管一起送入静脉内（2分），撤除针芯（2分），放入锐器盒（2分）	10		
	7.松开压脉带（1分），打开调节器（1分），嘱患者松拳（1分），用无菌透明敷贴妥善固定留置针（2分），注明留置日期和时间（1分）	6		
	8.根据患者年龄、病情、药物性质等调节输液滴速（2分），再次核对（2分）	4		
	9.协助患者取舒适体位（1分），健康宣教（1分）	2		
	10.用物分类处理（1分），洗手（1分），记录（1分）	3		
质量评定（10分）	1.与患者有效沟通（1分），关爱患者（1分）	2		
	2.严格执行无菌操作及查对制度（2分）	2		
	3.操作流畅（2分），动作熟练（2分），一次性穿刺成功（2分）	6		
提问（5分）		5		

（三）健康宣教

（1）操作前：向患者及家属讲解静脉治疗注意事项，签署护理侵入性操作护患沟通表，取得患者及其家属的同意。

（2）操作后：向患者及家属讲解输液过程中的注意事项和管理，

如留置针输液不畅，穿刺局部有发红、肿胀、疼痛、瘙痒、麻木等不适，及时告知护理人员进行评估处理。

（四）静脉治疗相关并发症及处理原则

静脉治疗相关并发症及处理原则见表3-3。

表3-3　静脉治疗相关并发症及处理原则

静脉治疗相关并发症	处理原则
静脉炎	立即拔除外周静脉留置针；采用局部热敷的方法缓解临床症状；无法缓解的患者采用静脉炎外用药进行治疗
药物外渗与药物渗出	立即停止输液，抬高患肢，通知医生，对症处理；观察药物外渗或渗出区域皮肤颜色、温度等的变化，做好记录
导管堵塞	正确选择血管及穿刺部位和导管型号；根据堵塞的种类和性质进行处理，不应强行推注生理盐水
导管相关性静脉血栓形成	抬高患肢并制动，不应热敷、按摩、压迫，立即通知医生对症处理并记录
导管相关性血流感染	立即停止输液，通知医生对症处理并记录
输液反应	停止输液，更换药液及输液器，通知医生，对症处理，保留原有药液及输液器送检

（五）静脉治疗管理持续质量改进

（1）加强专业化队伍建设，提高静脉治疗的护理质量。科室每月采取多样化、有针对性的培训方式对护士进行理论培训、操作技能培训、输液应急预案演练。

（2）护士长/质控护士/静脉治疗护士每季度对静脉治疗护理工作进行质控，并将结果集中反馈，做好持续改进工作，形成闭环管控。

（3）静脉治疗护士年终对科室护理人员进行理论及操作考核，总分分别为100分，理论≥80分合格，操作≥90分合格。

（4）静脉治疗护士每月做好记录与数据的收集工作，并及时向护士长反馈，加强对静脉治疗的监测评估和感染控制。

（熊　桓）

六、疼痛管理规范

疼痛是导致患者未能完成日归手术的重要原因之一，所以做好多模式镇痛工作至关重要。只有通过不同作用机制、不同给药时间、不同镇痛药物种类的多模式、个体化的镇痛方案，才能真正实现日归手术的无痛化，减少疼痛及镇痛药物的并发症，提高日归手术患者的满意度，保障日归手术患者出院流程通畅。为了加强日归手术患者疼痛管理，四川大学华西医院已有科室成立疼痛管理小组，负责收集患者疼痛数据，并定期分析整理，形成以下规范。

（一）病房疼痛管理组织构架

病房疼痛管理组织构架见图3-3。

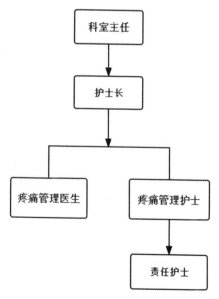

图3-3 病房疼痛管理组织构架

（二）日归住院患者疼痛管理原则

多模式+预防性+去阿片化。

（三）疼痛管理目标

减轻患者的焦虑、烦躁情绪，提高患者的术后功能锻炼能力，甚至减少术后非计划过夜、出院后非计划就诊和非计划入院等事件的发生率。

（四）疼痛专项管理规范

疼痛护士定期参加医院疼痛小组培训，并在科室开展相关培训，组织学习疼痛理论知识；定期进行理论考核；定期进行督导记录。

（五）围手术期疼痛管理

1.入院前疼痛管理

采取多种途径结合院前疼痛宣教的管理方式。如术前通过预约护士宣教和麻醉门诊评估等多种方式结合疼痛知识宣教。利用移动医疗信息，如指导患者关注日归手术中心公众号，方便患者查看并了解日归手术疼痛评估工具，利于患者对疼痛进行自我评估。对患者进行疼痛筛查和疼痛评估时主要使用的工具是"数字疼痛分级法（Numerical Rating Scale，NRS）"或"视觉模拟评分法（Visual Analogue Scale，VAS）"等，对于无法用疼痛数字分级法进行疼痛自我评估的患者（如4岁以下幼儿、老年人、文化程度较低者等），可采用Wong-Baker面部表情量表法（见附件2）。

2.住院中疼痛管理

（1）疼痛健康教育：术前向患者及家属讲解疼痛发生的机制、围手术期疼痛处理方法及配合要点，告知患者术后疼痛的可能程度和持续时间，使患者及其家属正确认识疼痛，做好充分的心理准备，减轻患者因担心术后疼痛带来的焦虑。

（2）PONV防治：采用Apfel简化PONV风险评分术前识别中高危PONV患者，在中高危患者病历夹外粘贴"PONV"绿色标签以提醒医护人员，采用多级联防治措施预防和控制PONV发生，从而减少因PONV带来的切口疼痛等不良体验。同时，配合合理的术前禁饮禁食、早期进食策略，以及咀嚼口香糖、内关穴按压等措施，减轻PONV的发生风险，缓解围手术期患者的不适感及焦虑感，进而减少因呕吐加重疼痛的发生率。

（3）术前预防性镇痛：四川大学华西天府医院采用非甾体抗炎药或对乙酰氨基酚对患者进行基础的预防性镇痛，根据手术类型，如腹腔镜胆囊切除术、腹股沟疝修补术等，评估患者术中术后疼痛程度，制订相应的镇痛方案。术前半小时日归手术病房护士可常规给予患者静脉注射帕瑞昔布钠或氟比洛芬酯等药物进行预防性镇痛。

（4）术中镇痛：手术医生、麻醉医生、洗手护士联合多途径麻醉镇痛（如局部浸润、神经阻滞等）。

（5）术后镇痛：根据手术类型，如腹腔镜胆囊切除术，在术后6 h按时常规给予静脉注射第2剂帕瑞昔布钠或氟比洛芬酯；住院期间当疼痛评分＞3分时，评估疼痛类型属于内脏痛或切口痛，分别选用布托啡诺注射液或地佐辛进行补救镇痛；疼痛评分≥7分时需请麻醉科急性疼痛管理组（APS）会诊处理。对于16岁以下患儿，术后4 h根据患儿体重常规按时给予对乙酰氨基酚口服镇痛、布洛芬口服液进行补救镇痛。

（6）个体化镇痛：结合个体不同年龄、文化差异，采用多种方式（文字、图片、视频），加强围手术期疼痛相关宣教，让患者理性接受术后疼痛发生原理，避免镇痛误区；尽可能保证患者在住院期间积极配合镇痛，并及时反馈疼痛不适，出院后按时、足量、足疗程口服镇痛药物。

3.出院后疼痛管理

（1）出院时强调疼痛注意事项。

（2）根据术式如腹股沟疝修补术、腹腔镜胆囊切除术，出院后常规连续3天口服药物辅助镇痛，一般选择塞来昔布按时服药、对乙酰氨基酚按需使用等方式补救镇痛，儿童患者可选择对乙酰氨基酚、布洛芬口服液等药物补救镇痛。

（3）随访工作人员术后2天、3天、30天追踪患者情况，发生疼痛相关问题及时反馈。

（六）疼痛评估处理流程

（1）对所有日归住院患者在住院期间，至少进行1次入院评估、术后评估、术后6 h、出院疼痛评估。

（2）在疼痛筛查和评估中，若发现首次主诉疼痛，或疼痛评分≥3分的患者，护士应及时报告医生，由医生决定处理措施，处理措施应及时记录（部位、性质、评分、处理）。

（3）对于接受疼痛治疗的患者，治疗后护士应追踪复评（静脉用药后15 min，肌内注射后、皮下给药后30 min，口服止痛药后1 h），并记录结果。

（七）督导反馈

根据医院疼痛督导评分标准，每月进行督导记录。

（骆　雪　赵晓燕）

七、跌倒/坠床管理规范

日归手术病种多，患者住院时间短，医务人员工作节奏快，护士短时间内护理工作量大。因此需要对患者精准地进行跌倒/坠床风险评估以筛查出高危人群并进行重点预防，减少跌倒/坠床事件的发生，确保患者术期安全。四川大学华西天府医院开展日归手术应遵循医院三级护理管理和监控原则，设置跌倒/坠床专项责任护士1名，该岗位的护士需定期参加护理部及跌倒专项小组组织的学习与培训，负责科室跌倒/坠床的专项监控和管理。

（一）四川大学华西天府医院日间跌倒/坠床评估工具

（1）成人可使用四川大学华西天府医院跌倒/坠床风险因子评估表（华西量表）及管理表进行评估，该量表包括9个一级指标和一项其余高危因素，年龄项按不同阶段分别赋予0~3分，其余8个项目赋值0~1分，其余高危因素项视患者实际情况可赋值1分至多分，总分≥4分者为跌倒/坠床高风险者。

（2）儿童可使用四川大学华西天府医院儿童跌倒/坠床风险因素评估表（HDFS）及管理表进行评估，该量表包括7个一级指标，每个指标赋值1~4分，总分≥12分者为跌倒/坠床高风险者。

（二）评估的时机与对象

术前、术后应对易跌倒/坠床患者动态评估。

1.术前评估对象

（1）年龄≥65岁或≤12岁的患者。

（2）有跌倒/坠床史。

（3）肌力不足、平衡障碍、步态异常、视力障碍等患者。

（4）有易致跌倒/坠床的疾病病史（如脑梗史）或使用易致跌倒/坠床的高危药物（如催眠药、镇静剂和精神类药等）。

（5）有其余易发生跌倒/坠床因素的患者（依从性差、交流沟通障碍、患有精神疾病、躁动不安等）。

2.术后评估对象

（1）术前已行跌倒/坠床评估的患者术后均需复评。

（2）全麻术后患者。

（3）眼部手术患者。

（4）病情变化或服用增加跌倒/坠床风险的药物者。

（5）跌倒/坠床高危患者需动态评估。

（三）日归手术患者预防跌倒／坠床管理措施

1.一般管理措施

1）环境管理

（1）保持地面干燥，光线充足，及时清除障碍物，四川大学华西天府医院日归病房保证了"一人2柜（床头柜和大物件柜）"，便于患者收纳物品，利于病房的宽敞、整洁。

（2）一间病房配一个卫生间，卫生间地面粘贴"小心地滑"标识，内设紧急呼叫铃，以备患者在卫生间内发生意外时应急使用。

（3）入院即指导患者及其家属正确使用床档，保持病床固定在位，介绍床头呼叫器的使用方法并将其放于患者易拿取的位置。

2）患者着装要求管理

（1）为患者提供合适的病员服，必要时协助更换。

（2）禁止患者穿一次性拖鞋或高跟鞋，对日归手术患者术前宣教时即要求患者术日穿着软底、防滑的鞋。

3）陪伴管理

责任护士对患者和陪伴行防跌倒/坠床宣教，让患者及其家属理解跌倒/坠床的危害并采取措施，预防跌倒/坠床。

2.特殊

跌倒/坠床评分高危患者管理：一般防跌倒/坠床宣教措施+腕带粘贴"跌倒/坠床"标识+签署四川大学华西天府医院跌倒/坠床风险护患沟通表。

3.发生跌倒/坠床事件处理

严格按照四川大学华西天府医院跌倒/坠床应急处理流程（图3-4）执行。

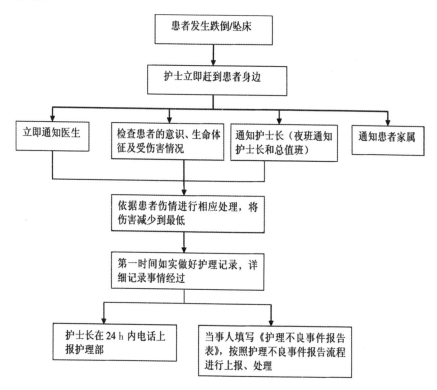

图3-4 四川大学华西天府医院跌倒/坠床应急处理流程

（四）病房跌倒／坠床预防措施的监控和管理

（1）预防跌倒/坠床专项护士对跌倒/坠床的关键护理质量指标进行动态监测，对跌倒/坠床事件发生原因进行分析、讨论、记录与措施整改，并持续追踪记录，针对问题持续进行质量改进。

（2）检查病区安全隐患、督导患者跌倒/坠床危险因子评估准确率和跌倒/坠床高风险患者防范举措的落实。

（3）对因预防跌倒/坠床发生而采取的措施所引起的预期和非预期结果进行监控、分析和改进，防止不恰当举措导致非预期性伤害的发生。

（江瑞连　李东馨雨）

八、血糖护理管理规范

日归手术病种多，患者住院时间短，血糖管理需要满足多学科的共同需求。目前关于日间血糖的管理研究较少，没有统一的规范。四川大学华西天府医院日归手术中心严格遵守四川大学华西天府医院血糖检测管理规范，对糖尿病患者的血糖进行严格的管理，以保证患者手术安全，减少并发症。

（一）血糖管理三级组织架构

血糖管理三级组织架构见图3-5。

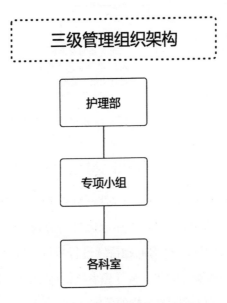

图3-5　血糖管理三级组织架构

（二）血糖管理原则

降糖目标应遵循个体化原则，包括术种个体化、患者个体化，以此规范围手术期糖尿病患者的管理。

（三）血糖控制目标

根据我国住院患者血糖管理专家共识推荐，血糖控制目标可分为严格、一般、宽松3层。日归手术患者均为择期手术患者，除眼科白内障等精细化手术及医生要求严格控制血糖（随机血糖6～12 mmol/L）的患者外，一般手术均按一般到宽松目标进行控制，具体值见表3-4。

表3-4　一般日归手术患者血糖控制目标　　　单位：mmol/L

项目	严格	一般	宽松
空腹或餐前血糖	4.4～6.1	6.1～7.8	7.8～10.0
餐后2 h或随机血糖	6.1～7.8	7.8～10.0	7.8～13.9

日归手术患者血糖控制目标见表3-5。

表3-5　日归手术患者血糖控制目标

手术人群		控制目标
择期手术（术前、术后）	普通大、中、小手术	一般
	精细手术	严格

（四）血糖专项管理规范

日归手术病房设置血糖专项护士1名，该岗位护士需严格遵守医院血糖检测管理规范，定期参加医院血糖专项小组季度学习活动，在科室定期开展糖尿病相关知识培训，定期接受理论、操作考核；严格遵守交接班制度，每班交接血糖仪、低血糖急救箱等物资；制作血糖质控表单，并培训血糖仪质控的操作方法及记录要求。

1.做好日归手术患者的术前、术后血糖管理

（1）术前：根据患者的手术类型决定是否需要停用之前的口服降糖药物。对于需要禁食的日归手术患者，在手术当日早上，应停用口服降糖药物。

（2）禁食期间：糖尿病患者每4～6 h进行一次血糖监测，超过血糖控制目标时遵医嘱给予短效胰岛素。

（3）术后：预防低血糖的发生，遵医嘱测血糖，严密监测患者术后血糖变化。

2.血糖监测操作规范

按四川大学华西天府医院血糖监测操作规范执行。操作前注意准确评估空间环境、患者配合度、穿刺部位皮肤、满足需求的用物等情况，做好用物、环境、护士、患者等多方面准备。操作中注意查对医嘱、患者信息、药品质量等，向患者解释操作目的及注意事项、规范操作流程，严格无菌观念及职业防护。操作后注意观察患者有无出现不良反应（低血糖），告知患者血糖监测的结果和意义，落实健康宣教，完善相关记录。

3.血糖仪质控

按医院胰岛素使用规范及血糖仪质控标准进行常规质控和特殊时期的质控。

（1）常规质控：科室每个检测日至少进行一次质控（包括低值、高值两个浓度水平）。

（2）特殊质控的时机：第一次使用新购买的血糖仪、每次启用新的试纸条、血糖仪更换电池后、怀疑血糖仪不准、自我血糖监测结果与糖化血红蛋白或者是临床不符合的时候。

（五）药品存放

对所有药品应做到定点存放、定人管理、定时清点、高危标识

清楚、班班交接。未开封的胰岛素在2～8℃冷藏保存，静脉用胰岛素开瓶后应标明床号、患者姓名、两位开启人姓名、开瓶时间、失效时间，开瓶后的胰岛素的保存时间是24 h。

（六）低血糖处置流程

按四川大学华西天府医院低血糖标准化处理流程（图3-6）执行。

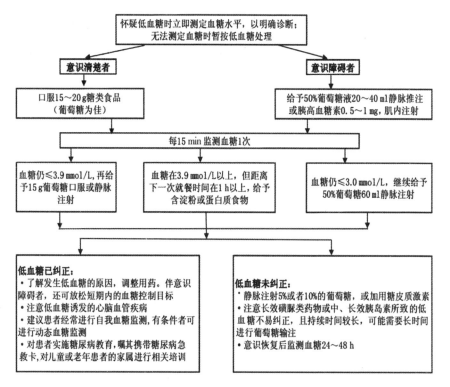

图3-6　四川大学华西天府医院低血糖标准化处理流程

（七）自查与改进

科室不定期对血糖管理情况进行自查，并进行持续质量改进和记录。

（江瑞连）

九、日归手术管道管理规范

日归手术和ERAS的发展使日归手术患者带管道出院的很少，常见的管道有尿管和血浆引流管。加强这两条管道的住院管理和指导患者出院后的管理尤为重要。

（一）住院期间管道管理规范

（1）保证各种引流管引流通畅，妥善固定，防止逆行感染。

（2）保持引流管长度适宜，翻身活动时注意防止管道受压、扭曲、堵塞和脱落。

（3）护理质量管理重点：①引流管连接处局部皮肤、黏膜应保持清洁，伤口敷料无渗血、渗液，保持清洁、干燥。②应注意观察引流液的性状、颜色、量并记录，异常情况应及时向医生汇报并记录。③引流管需有管道名称标识，与引流管连接的引流袋（瓶）需有安置和更换的日期标识，安置和更换引流管时应记录。④注意观察及保护管道周围皮肤，有渗液时可选择合适的敷料或涂抹氧化锌软膏保护。⑤观察患者生命体征变化，如有发热或伤口部位出现疼痛、分泌物、渗液等，应及时报告医生。

（4）引流袋（瓶）放置高度要求：①腹腔引流袋（瓶）。将引流袋（瓶）固定在低于腹壁引流口平面60～70 cm处。②尿袋。尿袋应低于尿道口或膀胱平面。

（5）引流袋（瓶）更换频次应按相应管道引流规范执行，如遇管道堵塞或引流不畅应及时通知医生处置，冲洗或更换引流管道，保持引流系统的密闭和无菌状态。

（6）护士应熟练掌握引流管、引流袋（瓶）脱落意外事件的防范措施。

（7）做好患者及其家属的管道护理健康教育，告知管道留置的重要性及护理要点；对配合度差的患者应当采取适当的约束以保护引流装置。

（8）如果发生非计划性拔管等情况，应当按相应专科要求应急处理，并按护理不良事件管理制度上报。

（二）非计划性拔管风险管理规范

非计划性拔管，又称意外拔管，是指患者有意造成或任何意外所致的拔管，即非医护人员计划范畴内的拔管，通常包含以下几种情况：①未经医护人员同意，患者自行拔管。②各种原因导致的管道滑脱。③因导管质量问题及导管堵塞等情况需要提前拔管。

非计划性拔管可影响患者治疗、疾病转归甚至威胁患者的生命。规范非计划性拔管风险管理，实施三级护理管理和监控，是有效预防和管理非计划性拔管的关键。

1.非计划性拔管风险评估对象

带有管道的所有患者。

2.非计划拔管风险评估说明

（1）如果患者带有多个管道，则"管道数量"和"管道固定方式"应按照得分最高的一个管道计分。

（2）管道类型：各科如果有表中未列出的专科管道，请各专科按照管道专科特点给予赋值。

3.非计划性拔管风险评估结果判定及管理

非计划性拔管风险评估结果判定及管理见表3-6。

表 3-6　非计划性拔管风险评估结果判定及管理

评分分值/分	评分风险判定结果	风险评估			护患沟通			标识		护理记录	预防措施宣教	上报护士长及护士长签字
		评估频次		评估表打印及存档	与家属沟通	填写《非计划性拔管风险沟通表》	沟通频次	床头牌上标识"高风险"	腕带标识"高风险"			
≤18	低危	至少一次	病情/治疗/合作程度变化时动态评估	不打印	必要时	无须填写	—	不需要	不需要	必要时	需要	否
>18	高危	至少每天一次		出院时打印签字并存档	沟通	填写，并打印签字	评分值增高时及时沟通	需要	需要	记录		是

4.非计划性拔管预防措施

（1）及时准确进行风险评估。

（2）对各种管道进行正确、妥善固定。

（3）在进行各种治疗护理及搬动患者之前，先整理好管道，确保管道安全。

（4）向清醒患者及其家属解释安置管道的目的和重要性。

（5）指导患者及其家属学会改变体位及带管活动时如何保护导管，防止导管被牵拉脱落。

（6）对不清醒、不配合和烦躁等患者进行合理的必要约束，防止躁动拔管或扯脱管道。必要时进行合理镇静、镇痛。

（7）加强巡视，及时满足患者合理需要。

（8）严密观察，动态评估患者拔管风险因素，及时发现问题并处理。

（9）一旦发生导管脱落，立即按非计划性拔管风险紧急处理措施处理。

5.非计划性拔管风险的质量管理与持续质量改进

（1）各级护理管理人员应定期、不定期对非计划性拔管风险评估及落实的情况进行监控，对发现的问题及时整改。

（2）非计划性拔管事件发生后，应按照应急预案进行处理并上报，填写非计划性拔管事件报告单，对有严重后果的事件进行原因分析，提出对策并改进，追踪改进后的成效。

（三）　非计划性拔管的应急预案

1.处理措施

（1）一旦发生引流管脱落，应立即按照不同管道类型进行处理并协助医生进一步处理，同时做好患者安抚工作（表3-7）。

表3-7　常见管道非计划性拔管后的紧急处理措施

导管类型	紧急处理措施
创腔引流管	立即用无菌敷料堵塞或压迫引流口/创口，通知医生做进一步处理
尿管	遵医嘱重新置入尿管或观察

（2）填报非计划拔管事件报告单。

（3）对发生的引流管脱落事件进行原因分析和经验总结，避免以后同类事件发生。

2.处理流程

一旦管道脱落应立即采取必要的保护和补救措施：遵医嘱进一步处理—填报非计划性拔管事件报告单—分析原因并持续改进—严密观察—做好记录。

（四）出院后管道管理规范

（1）出院前护士向患者及家属讲解管道管理的重要性。

（2）指导患者及其家属保护管道，妥善放置，避免打折、弯曲，保持引流通畅。

（3）指导患者正确观察引流液的性质及量，如有异常情况及时拨打随访电话，或来院处理。

（4）教会患者及其家属正确的管道护理措施，比如更换时间、复查时间等，到了更换时间可到附近社区医院进行更换，按时来院复查。

（5）带管道出院的患者，可将患者信息下放到社区医院，社区医护人员上门随访管理。

（蔡雨廷）

十、心理护理规范

（一）概述

心理护理已成为现代护理模式的重要组成部分，护理人员应运用心理学方法有针对性地解决或改善患者现存的或潜在的心理问题，稳定患者的情绪，缓解心理压力和心理应激，调节情绪变化，帮助患者增强适应能力，达到缓解症状的目的，使每位患者在最佳的心理状态下接受手术治疗，实现早日康复。

（二）日归手术患者心理特点

日归手术患者术前、术中和术后需要多团队、多学科合作完成手术，加之日归手术患者住院时间短，得到的医疗照护时间相对较短，导致短时间内，患者需接收大量的信息，需要进行心理的调整和角色的转换，极易出现焦虑、抑郁、恐惧等情绪，术前可影响日归手术的爽约率和当日手术停台率，浪费宝贵的医疗资源，术后焦虑、抑郁等情绪可能影响患者正常社会功能的恢复。因此应注意评估患者的心理状态，针对性地与日归手术患者沟通交流，为围手术期的健康教育和个体化指导提供依据，减少心理负性情绪的产生。

（三）心理护理在临床中对日归手术患者的应用

1.日归手术患者术前的心理指导

1）建立信心

术前护理人员应做好患者的心理疏导，进行环境介绍，让其尽快熟悉医院的环境，减少患者因环境改变带来的陌生感。为患者进行手术医生、手术方式、主管医生、主管护士及手术流程的相关介绍，减少患者因对疾病、手术知识缺乏带来的恐惧和焦虑，增强患者对医护人员的信任感，为患者介绍手术成功开展的治疗病例，建立其治疗信心，减少其不良情绪的消极影响。针对性地疏导患者的负性情绪，让其正确面对疾病和治疗。全方位建立患者的信心，提高患者的手术配合度。

2）发挥家庭、社会支持作用

发挥家庭、社会对于患者的支持作用，对患者家属进行疾病相关知识的讲解、介绍，指导家属正确安慰、鼓励患者。为患者建立家庭支持，能够使患者在家庭中获取力量，借助多方面的力量加强对患者心理方面的支持与疏导。使患者得到鼓励和支持，可以提高干预效果，改善患者的负性心理。

3）提高患者安全感

保持病房整齐、清洁，床单物品上面无血迹，医护人员举止端庄大方、态度和蔼、言语亲切、全神贯注，不在患者面前谈论病情及预后，不闲谈与手术无关的事情，不嬉笑或窃窃私语，相互间的谈话声音轻柔和谐等措施均可提高患者的安全感。

4）保持耐心，认真倾听

医护人员应始终以亲切和蔼的态度为患者做术前准备和术中操作，在患者倾诉病情和感觉时，以耐心、认真的态度倾听患者的想法，时刻关注患者的情绪变化，适当地给予患者心理安慰，使患者感受到医护人员对他的尊重，对医护人员产生更强的信任感，有利于提高干预效果。

5）放松指导

运用渐进式肌肉放松疗法、情感宣泄法、呼吸放松、想象放松等对患者进行放松指导。放松训练可以降低手术患者的焦虑水平，原因在于当人体进入松弛状态时，表现为全身骨骼肌肉张力下降，呼吸频率和心率下降，血压降低，头脑清醒，轻松愉快，可以取代焦虑时的紧张，让患者放松心情，维持放松状态，平稳呼吸，渐渐地松弛头部、躯干等。

6）减少操作不良造成的刺激

各种操作均要做到稳、准，动作应轻、快、熟练而敏捷，尽量缩短手术时间，减少痛苦和创伤对患者造成的刺激。

2.日归手术患者术后心理护理

1）缓解疼痛

有研究显示，60%～75%的手术患者经历了中度以上的术后急性疼痛，疼痛的程度不仅与手术部位、切口方式、镇静剂和镇痛剂的应用有关，还与个体的疼痛阈值、耐受能力和对疼痛的经验有关。日归手术患者的术后疼痛大多为急性疼痛，首先应指导患者及其家属正确认识疼痛，学会正确地描述自己的疼痛，可结合ERAS和手术情况给予超前镇痛治疗，给予疼痛患者进行按时、按需镇痛治疗。向患者解释术后疼痛的原因、程度和持续时间，帮助患者做好充分的心理准备，减轻患者因担心疼痛产生的焦虑。恰当掌握镇痛剂的应用，还应重视引起疼痛的诸多心理因素，给患者以暗示或转移其对疼痛的注意力。

2）适当活动和功能训练

患者术后的消极依赖心理很常见。护理人员应诚恳地向患者说明依赖心太强不利于术后康复的道理，而不要嘲笑、训斥和冷落患者。应鼓励患者增强信心和毅力，加强术后活动和功能锻炼，避免重体力劳动，可有效地预防并发症和促进脏器功能的恢复。

3）帮助患者做好出院准备

患者出院前，应向患者详细介绍出院后康复的有关知识，做好出院指导，指导术后复查时间及相关注意事项、异常情况的处理等。

（李　娜）

十一、加速康复外科管理规范

ERAS由丹麦外科医生 Kehlet 于1997年率先报道，其定义是采取具有循证医学证据的一系列围手术处理的优化措施，以减少手术患者的生理及心理的创伤应激，促进患者尽快康复。目前，ERAS理念在普外科及外科领域已广泛应用。研究表明，ERAS可以显著缩短患者的住院时间，降低术后并发症发生率、死亡率和医疗费用。四川大学华西医院于2010年将 ERAS应用于日间手术领域，实践也证明了基于ERAS理念的围术期管理措施既能保证患者的安全，又能促进快速恢复。日归手术在保证医疗质量和患者安全的基础前提下，对医护人员与管理者提出了更高的要求。日归手术ERAS包括以下几个方面。

（一）术前患者教育

1.规范入院前评估

（1）手术医生按患者准入标准评估及选择患者。

（2）护理人员指导患者完成术前检查，如血常规、凝血常规、输血前全套、血型、肝肾功能、心电图、胸部X线片等。

（3）麻醉门诊医生对患者进行术前评估，根据手术方式和患者全身情况制定个体化的麻醉方案。

2.入院前健康教育

1）健康教育内容

（1）介绍手术方式、麻醉方式以及术后镇痛方案。

（2）介绍疾病相关知识及术前配合要点。

（3）有服药及吸烟史的患者：如停用利血平或停用抗凝药1周，吸烟患者劝其术前4周戒烟。

（4）禁食禁饮时间：术前清淡饮食，麻醉前6 h停止进食固体食物，麻醉前2 h鼓励患者饮碳水化合物饮料或能量合剂（具体量以不超过400 ml为宜）。

（5）鼓励患者及其家属加入日归手术快速康复团队。

2）健康教育形式多样化

PPT、视频、移动医疗服务等措施+全流程护理人员参与指导等。

3.术前再评估

（1）入院后再次评估患者有无感冒，监测其血压及血糖情况等，糖尿病患者应控制血糖范围在 7.8～10.0 mmol/L（具体以血糖管理规范为准）。

（2）根据手术种类判断是否应预防性使用抗生素或进行超前镇痛。

（二）术后康复指导及宣教

1.早期下床活动

局麻患者手术后即可下床活动，全麻患者术后麻醉清醒后进行主动的肢体运动或下床活动，活动时注意防跌倒／坠床；下床时遵循"起床三部曲"：坐起1 min，双足下垂在床沿坐1 min，床边站1 min。因病情不能做主动运动的患者，可指导其家属为患者进行被动活动，责任护士主要教会患者及其家属足底踝泵运动，足底踝泵运动可有效预防下肢深静脉血栓的形成，其运动主要分为屈伸和环绕两大动作。

（1）绕踝运动：患者平躺或坐于床上，下肢伸展，以踝关节为中心，用脚做360°环绕动作，以逆时针和顺时针各绕一次为一组。

（2）下肢功能锻炼：患者平卧或坐于床上，下肢伸展，肌肉放松，然后缓慢地以最大角度向上勾起脚尖，让脚尖朝向自己维持10 s左右后放松，之后以最大角度让脚尖向下，保持10 s左右后再放松，以此循环为一组，可根据患者的耐受程度决定练习的时间和组数。

2.早期肠内营养

术后尽早经口进饮进食，术后2 h嘱患者少量饮水（20 ml左右），如无恶心、呕吐，进食主要成分为碳水化合物的营养制剂；4 h进食主要成分为蛋白质的营养制剂；6 h进食清稀饭。糖尿病患者进食糖尿病营养制剂。如患者术后出现恶心、呕吐，应暂禁食禁饮，并遵医嘱用药，用药原则遵循《华西医院日间手术术后恶心呕吐防治指南》。

（三）疼痛与 PONV 管理

日归手术患者需要多模式围手术期镇痛方法，联合应用阿片类和非阿片类镇痛药，结合局麻药实施神经阻滞、局部浸润等，并采用不同给药途径以缓解疼痛、减少阿片类药物副作用，同时做好宣教工作和有效沟通，更有利于患者及其家属在出院后能自己处理部分疼痛问题。

1.预约排程

护理人员指导患者关注公众号，学习关于疼痛护理的相关知识，促使患者及其家属了解术后常见疼痛的处理措施及误区。

2.手术前

（1）护理人员向患者讲解疼痛的发生机制、处理方式，围手术期的疼痛护理及配合要点，告知患者术后疼痛的可能程度和持续时间，使患者及其家属有充分的心理准备。

（2）术前筛选恶心呕吐高危人群（Apfel简易评分法）：①女性。②PONV或晕动病史。③非吸烟患者。④预计使用阿片类镇痛药。4个因素中有2个及以上因素的患者属于中高危人群，在病历上做标注。

（3）患者主动参与：教会患者正确使用疼痛量表（VAS疼痛评分法），评估自己的疼痛阈值。

（4）预防PONV：告知患者术前咀嚼口香糖（无糖）1～2次，每次10～15 min；手术开始前2 h前患者可进食少量营养科配置的清流质饮料。

（5）预防性镇痛：进手术室前用注射用帕瑞昔布钠40 mg静脉注射，磺胺过敏者改用氟比洛芬酯注射液50 mg静脉注射，NSAIDs禁忌者口服氨酚羟考酮片1片。

3.手术后

（1）患者返回病房后定时使用静脉止痛药。

（2）术后VAS评分≥4分应行补救治疗：以四川大学华西医院为例，采用地佐辛5 mg静脉/肌内注射，半小时后再次评估疼痛分数；VAS评分≥7分应请麻醉科会诊处理。

4.出院后

根据患者疼痛情况，嘱患者带一盒塞来昔布胶囊出院，并指导患者根据自身疼痛水平进行VAS评分，若评分≥4分，口服塞来昔布胶囊200 mg，观察60 min，效果不明显则需电话联系医生。

（殷　宇）

第四节 出院及出院后管理规范

一、日归手术出院评估

在充分保证医疗质量与医疗安全的前提下，日归手术尝试将过去需要住院1天的日间手术缩短为当天住院、当天手术、当天出院。日归手术并非术后由医生的主观判断能否当天离院，而是需要充分评估患者的病情恢复情况，如生命体征、活动能力、疼痛、恶心呕吐及并发症情况等。满足一系列出院标准且通过医护人员充分评估后，才能出院。

（一）出院评估

采用PADS评分量表进行评估，具体见表2-5。若患者术后有专科并发症，根据病情需要，可转入专科病房进一步治疗；若患者仅仅有恶心呕吐、疼痛等轻度术后不良反应，对症处理及经评估后，患者可回到家中进行家庭康复，或者转入社区卫生服务中心接受进一步治疗。

除上述5项指标外，患者出院时还应符合相应专科疾病的出院要求，包括以下内容：①对答切题，对时间、地点或人物的定向能力恢复。②能够进流质饮食，无发热、恶心、呕吐。③自行排尿通畅。④患者及其家属做好出院准备，出院后至少48 h内有家属陪护。⑤有固定居所等。

（二）出院指导

（1）患者出院时，由主管医生和护士共同对患者及其家属进行出院指导。

（2）出院指导内容：根据不同病种进行个体化、多样化方式宣教，包括饮食、睡眠、活动及心理、大小便情况、伤口观察、术后用药、病情变化、追踪病理结果、专科异常情况等，同时教会患者如何识别异常情况、出院后出现异常如何处理。

（3）出院指导形式包括：①面对面口头宣教。②纸质版宣教。③电子版宣教（床旁交互系统）。④微信公众号宣教。⑤视频宣教。

二、出院后管理

出院后延续性服务为所有日归手术患者的观察病情、维持治疗提供有力支撑，促进其生活能力和社会角色的快速恢复，保障患者出院后的医疗安全与生活质量。依托信息管理平台以"互联网+随访"的形式开展延续性服务工作，对患者出院后的康复进度、饮食及活动情况、自我感受等内容进行充分评估，及时解决患者现存的医疗需求。绝大部分日归手术患者离院后可居家康复，极少数仍有医疗照护需求的患者经由日归手术"医院-社区"一体化转诊模式于就近的社区卫生服务机构短暂留观，以满足其出院后的医疗需求。

（一）制定术后随访标准化管理流程

日归手术术后随访标准化管理流程见图3-7。

1.随访标准化管理目的

为了积极推行医院倡导的院前、院中、院后一体化医疗服务模式，日归手术医疗服务应延伸至患者出院后，使住院患者的院外康复和继续治疗能够得到科学、专业、便捷的技术服务和指导。

2.随访人员工作职责

（1）具备提前判断高危因素并能对突发事件进行处置的能力。具备良好的心理素质，服务态度好，耐心、细心，能与患者、家属及同事进行有效沟通。

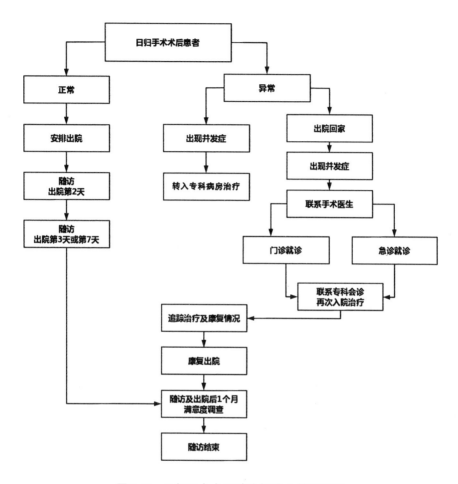

图3-7 日归手术术后随访标准化管理流程

（2）定病种，定专人、专职负责随访工作，不同病种由专人负责与患者和手术医生沟通。

（3）负责随访的工作人员应为患者建立详细准确的随访记录资料，根据术种按计划进行随访，基本资料应包括患者姓名、性别、登记号、病种、手术时间、手术名称、麻醉方式、主要情况等。保持随访电话24 h通畅，保证患者出现紧急情况时能够得到及时指导和处理，并及时告知手术医生，保证患者安全。术后一周内须每天24 h保持随访电话通畅，紧急状况下，由当班护士负责接听应急电话，处理并做好记录。如遇患者病情危急，及时向手术医生汇报处理，或及时指导急诊就诊。严格履行交接班制度，继续跟踪处理，定后续随访计划。

（二）制定随访计划

随访计划包括随访时间、随访次数、随访内容及随访形式等。不同病种随访内容及随访频次等有一定差异。对存在消化问题（胃肠息肉、食管扩张）、疼痛（腰椎间盘突出）的患者，应于术后第2天、第7天、第30天进行随访，其余病种按常规于术后第2天（指手术次日）、第3天、第30天进行随访。随访有异常者，应追加随访次数，继续跟踪处理，直至恢复。

（三）术后随访

1.随访次数

根据不同日归手术病种术式，术后有不同随访频次，通常对日归手术患者在术后1个月内常规随访 3～5 次，若患者病情变化则增加随访频次。

2.随访内容

常规随访内容：出院后恶心呕吐、疼痛、伤口出血感染、头晕等并发症发生情况，以及患者术后饮食、活动、生活能力及心理恢复等情况。除了共性随访内容外，应针对不同病种制定个体化随访内容，如肠息肉切除术患者，需观察患者术后有无腹痛、是否便血，如出现便血，应注意观察便血的颜色、量等；钬激光碎石患者术后应观察有无腰痛、尿路刺激征及小便颜色等；眼科患者术后应观察有无眼胀、眼痛、头昏、视物模糊等。

3.随访形式

通过不同渠道的随访，及时了解患者的康复情况。

（1）人工随访。

（2）电话语音随访。

（3）短信随访。

（4）门诊随访。

（5）微信公众号及网络咨询。

4.应急预案

通过多种形式随访可以充分了解患者术后心理、生理、社会能力的恢复情况以及并发症的发生情况。患者若病情发生变化，应及时拨打医院随访电话，联系负责随访的工作人员进行沟通处理，或联系主刀医生获得指导，必要时应前往门诊或急诊就诊，进一步保障患者安全。四川大学华西天府医院与四川大学华西医院同质化管理，已经建立了完善的日归手术患者术后应急预案。患者住院期间一旦出现紧急情况，相关医护人员会积极就地处理，通知手术医生，必要时将患者转入住院部或ICU治疗。若患者出院后病情发生变化，应拨打医院随访电话，负责随访的工作人员会进行指导处理，及时告知主刀医生和各个专科住院总医师，根据患者病情指导患者前往门诊或急诊就诊，紧急情况时可启动院内绿色通道优先收治，以保障患者术后医疗安全。对于所有日归手术出院后患者，术后若出现危急情况，随访人员应与主刀医生或各个专科住院总医生联系，可通过医院绿色通道优先收治，以保障术后患者的医疗安全。

（熊　桓）

第五节　手术部（室）管理规范

一、日归手术部（室）环境布局

（1）日归手术部（室）应当设置在日归手术病区附近，便于接送患者，宜邻近病理科、输血科（血库）、消毒供应中心等部门，周围环境安静、清洁。

（2）日归手术部（室）建筑布局和消毒隔离设施配置应符合《医院隔离技术标准》（WS/T 311—2023）和《医疗机构消毒技术规范》（WS/T 367—2012）相关规定。做到布局合理、分区明确、标识清楚，符合功能流程合理和洁污区域分开的基本原则。应设有工作人员出入通道、患者出入通道，并做到洁污分开，流向合理。

（3）洁净手术部（室）的建筑布局、基本配备、净化标准和用房分级等应当符合《医院洁净手术部建筑技术规范》（GB 50333—2013）的标准，辅助用房应当按规定分洁净和非洁净辅助用房，并设置在洁净和非洁净手术部的不同区域内。每个手术间宜基本装备的要求符合标准要求（表3-8）。

表3-8 洁净手术室基本装备的要求

装备名称	每间最低配置数量	要求
无影灯	1套	应根据手术要求和手术室尺寸进行配置，宜采用多头型无影灯；无影灯架调平板的位置应设在送风面之上，距离送风面不应小于5 cm，送风口下面不应安装无影灯底座护罩
手术台	1台	—
计时器	1只	宜兼具麻醉计时、手术计时和一般时钟计时功能，应有时、分、秒的清楚标识，并配置计时控制器；停电时能自动接通自备电池，自备电池供电时间不应低于10 h。计时器宜设在患者不易看到的墙面上方
医用气源装置	2套	—
麻醉气体排放装置	1套	应分别设置在手术台患者头部右侧麻醉吊塔上和靠近麻醉机的墙上，距地高度为1.0～1.2 m，麻醉气体排放装置宜设在麻醉吊塔（或壁式气体终端）上

续表

装备名称	每间最低配置数量	要求
医用吊塔、吊架	根据需要配置	—
免提对讲电话	1部	—
观片灯（嵌入式）或终端显示屏	根据需要配置	可按手术室大小类型配置，观片灯或终端显示屏宜设置在主刀医生对面墙上
保暖柜	1个	宜嵌入手术台脚端墙内方便的位置
药品柜（嵌入式）	1个	—
器械柜（嵌入式）	1个	宜嵌入手术台脚端墙内方便的位置
麻醉柜（嵌入式）	1个	宜嵌入手术台患者头部墙上合适位置
净化空调参数显示调控面板	1块	宜设于手术车入口门侧墙上
微压计（最小分辨率达1 Pa）	1台	宜设于手术车入口门外墙上可视高度
记录板	1块	应为暗装，收折后应和墙面齐平

（4）日归手术间的数量可根据医疗机构开展的日归手术类型和日归病区床位数进行设置，以满足日归手术工作的需要。

（5）手术间内部设施、温控、湿控要求应当符合环境卫生学管理和医院感染控制的基本要求。

二、日归手术部（室）组织管理

（1）应当根据手术量配备足够数量的手术室护士，梯队结构合理。

（2）应使手术部（室）人员相对固定，并定期组织人员开展日归医疗相关制度、机制、流程及诊疗规范等内容的培训。加强团队成员学术交流，保持与新技术和最佳实践的接轨。

（3）手术部（室）护士长应当具备专业技术职务任职资格以及手术室工作经验和管理能力。

（4）手术室护士应当接受岗位培训，定期接受手术室护理知识与技术的再培训。

（5）应当配备适当数量的辅助工作人员和设备技术人员。

三、日归手术部（室）运行管理

手术部（室）作为日归手术诊疗服务全流程管理的重点部门，其组织与运行管理体系建设是保障患者安全、提高医院日归诊疗服务能力的重要保障。手术部（室）正常运行管理涉及医院职能部门、各外科科室、麻醉科、医技等多个职能部门，沟通协调涉及包括医护技工等人员，手术护理涵盖各临床专科手术护理。日归手术具有短、频、快的特点，给手术部门运行管理提出了更高要求和新的挑战。日归手术室资源配置、医疗质量控制指标、运行数据等管理体系的建设目前在国内外缺乏管理标准，因此，制定日归手术部（室）管理规范，可为日归手术的规范化管理提供参考。

1.排程管理

患者在诊间完成术前评估、手术预约，服务中心术前一日根据评估结果提交申请，手术部（室）调度员根据手术医生排班、手术种类、麻醉方式、手术切口分类等情况进行手术排程，遵循聚类排程原则，合理分配和调度手术间，在保证患者安全的前提下，实现手术间资源最大化利用。分散管理运营模式的手术排程遵循日归手术优先原则。

2.日归手术间的数量设置

应当根据日归手术病区的床位数、手术种类、手术时长、满足需求等进行科学评价，合理配置。

3.运营效率分析

建立日归手术数据收集和分析系统，跟踪和评估日归手术的相关指标和效果。通过数据分析，了解日归手术量、手术分级占比、手术类型、医疗资源的使用率、手术间的使用率、非计划停手术情况等，及时分析日归手术室的运行状态，并对其社会效益及经济效益进行分析评价，及时发现，解决运行中的各类问题。

4.不同运行模式的管理要求

1）集中管理模式

医院内设日归手术中心，配置独立的病房和手术室。

（1）应当建立日归手术规范化流程，明确日归手术部（室）各个环节的服务内容，包括手术/治疗前访视与风险评估、手术/治疗实施、患者麻醉恢复、患者转运交接、术后回访等，实施日归手术期全流程管理。

（2）日归手术部（室）应当设立急诊手术患者绿色通道，保障术后患者安全。

（3）应当制定日归手术部（室）规章制度、技术规范和操作规程，包括管理制度、岗位职责、服务规范、应急预案，严格遵守各项要求，加强患者安全管理，提高医疗质量，保障患者安全。

（4）医疗质量控制、医院感染管理等相关管理人员应由具有技术职务任职资格的临床专业人员组成。

（5）医疗机构应当将手术部（室）和医护人员护理质量管理情况作为护士定期考核、晋升等的依据。

2）分散管理模式

（1）在医疗机构或日归中心医疗质量控制管理部门的指导下开展日归手术医疗服务，应执行医疗机构手术部（室）管理制度、岗位职责、应急预案等规章制度。

（2）应制定并执行日归手术服务规范，包括日归手术环境布局、手术运行规则、手术体位操作规程、标本管理规范等，优化工作流程，提高手术质量与效率。

（3）将日归医疗质量管理纳入手术部（室）的护理质量管理与控制年度工作方案。

（4）定期对手术部（室）日归手术护理质量进行分析和评估，对日归手术护理质量薄弱环节提出整改措施并落实改进。

四、日归手术患者安全管理

日归手术患者围手术期全过程各环节治疗时间短、运行效率高，环节风险把控尤为重要。手术部（室）应严格执行围手术期质量安全管理规范，针对日归手术患者开展安全管理目标监测，定期进行质控分析，持续质量改进，减少或避免因手术给患者造成的伤害。

1.制定具体方案

根据具体手术病种，制定并实施日归手术术前检查和风险评估、手术/治疗护理、术后随访的具体方案。

2.患者身份识别

患者身份识别是手术患者安全管理的第一个重点环节。

（1）手术患者至少使用两种身份标识，如姓名、病案号、出生日期等，不包括患者的床号或病房号。

（2）在实施手术、输血等重要操作或治疗时，应采用至少两种方式进行患者身份查对，如扫描二维码、询问患者或其家属等，确认患者两种以上身份标识完全符合。

（3）在实施手术、输血等重要操作或治疗时，应进行双人核查。

（4）对特殊患者如精神疾病者、意识障碍者、语言障碍者、婴幼儿患者等，应加强身份识别管理。

（5）鼓励患者或其家属参与患者身份识别。

3.手术安全核查

由具备执业资质的手术医生、麻醉医生、手术护士共同对患者身份、手术部位、手术用物、手术标本及输血等内容进行手术安全核查工作。

1）手术安全检查的基本要求

手术患者佩戴腕带，术前由手术医生在日归病房完成患者手术部位标记，涉及双侧、多重结构（如手指、病灶部位）、多平面部位（如脊柱）等的手术，除标识手术部位外，还应标识手术侧别。

2）手术安全检查的时机

安全核查的时机包括麻醉实施前、手术开始前、关闭体腔前、患者出手术部（室）前。

3）手术安全核查的内容

（1）麻醉开始前：核对患者身份、手术方式、手术部位与标识、手术知情同意、麻醉知情同意、麻醉方式、麻醉设备安全检查、皮肤情况、静脉通道建立情况、过敏史、药物皮试结果、术前备血情况、假体、体内植入物、影像学资料等内容。

（2）手术开始前：核对患者身份、手术方式、手术部位与标识、体位术野皮肤准备、手术麻醉风险预警、抗菌药物使用情况等内容。

（3）关闭体腔前：手术医生确认手术标本完整取出，核实标本名称及数量。手术护士确认用物清点齐全、无遗留。

（4）患者出手术部（室）前：核对患者身份、实际手术方式、术中用药、输血情况，再次确认手术送检标本名称和数量，检查皮肤情况、各种管道，确认患者去向等内容。

4.手术用物清点

医护人员对手术中可能遗留在患者体内的所有手术物品的数量和完整性进行规范清点，防止手术物品遗留，保障手术患者的安全。具体包括以下几个方面。

（1）制定手术物品清点制度和清点异常应急预案。

（2）手术物品清点遵循双人逐项清点、同步唱点、逐项即刻、原位清点的原则。

（3）手术物品清点时机为手术开始前、关闭体腔前、关闭体腔后、缝合皮肤后。

（4）手术中添加物品时、交接班时、切口涉及两个及以上部位或腔隙时、关闭每个部位或腔隙前后、清点异常时应增加清点的次数。

（5）手术物品的数量及完整性出现异常时，应立即告知手术医生并共同寻找，确保不遗留在患者体内。找到缺失的物品后应双人核查确认数量和完整性；若最终仍未找到缺失的物品，应采取辅助手段进行排查，按清点意外不良事件上报和处理。医疗机构针对事件进行分析，开展持续改进。

5.手术标本管理

医务人员应实施规范的手术标本管理及送检流程，具体包括以下几个方面。

（1）制定手术标本管理制度及应急预案，实现标本全流程可追溯闭环管理。

（2）针对日归手术患者的手术类型，就近设置标本暂存点，防止标本丢失、自溶、干涸、送检错误等。

（3）标本管理遵循即刻核对、即刻记录、及时处理、双人查对的原则。

（4）标本查对的三个环节包括标本产生时、标本处理时、标本交接时，查对的内容包括患者姓名、病案号、标本申请单号、标本类型、标本名称、标本数量、标本处理方式、标识。

（5）标本应采用密闭封装、专用容器、专人转运。

（6）发生标本意外事件时应启动应急预案进行处理并上报不良事

件，医疗机构针对事件进行分析，开展持续改进。

6.患者体温的管理

应采取恰当的护理措施维持患者正常体温，防止患者围手术期低体温的发生，加速患者康复。具体包括以下几个方面。

（1）维持手术间环境温度在21～25℃，根据手术不同阶段调节室温。

（2）减少患者皮肤暴露，注意盖被。

（3）为患者使用加温设备，如加温毯、暖风被、液体加温设备等，注意使用过程中应避免热损伤。

（4）根据手术具体情况，将静脉输注液体和体腔冲洗液加温至37℃。

7.患者转运安全管理

应明确手术患者转运的适应证、禁忌证，根据病情制定转运计划，实施安全转运，避免或减少转运不良事件发生。具体包括以下几个方面。

（1）制定患者转运、交接制度和流程。

（2）手术患者转运交接原则：①转运人员应为有资质的医院工作人员。②转运过程中应进行患者身份识别，确保患者身份正确。③转运前应明确转运时间、转运地点、转运路线，完成患者转运风险评估，确认患者可耐受转运，做好转运所需设备、药品等准备。④转运过程中应保证患者安全、固定稳妥，转运人员应在患者头侧，注意患者身体不可伸出转运推车或轮椅外，避免转弯过急、速度过快，在经过坡道时应使患者头部处于高位。⑤注意保护患者隐私和保暖。⑥明确转运交接内容并规范记录。

（3）根据患者病情安排转运人员和转运工具。

（4）转运患者前应至少使用两种方法确认患者身份。

（5）转运过程中关注患者意识状态、生命体征、主诉，若发生异常情况应及时处理。

（6）转运过程中应注意避免患者坠床、非计划性拔管、肢体受挤压等意外伤害。

8.防范患者意外伤害的管理

（1）加强手术患者意外伤害风险评估，如坠床、灼伤、低温烫伤等风险，落实相关预防措施。

（2）加强高风险患者意外伤害的管理，如婴幼儿、全麻术后恢复期的患者、躁动患者等。

（3）建立手术患者意外伤害的报告和处置流程，及时分析原因，持续改进。

（4）加强医务人员患者意外伤害相关知识培训，增强防范意识和处置能力。

（5）安排专人负责急救设备、药物、物品等管理，定期检查，保证相关物品处于完好备用状态。

9.用药和用血安全管理

应规范手术患者使用药品和血液制品的管理和使用流程，具体包括以下几个方面。

（1）制定并严格执行临床用药、输血的管理制度和流程。

（2）严格执行查对制度。

（3）遵医嘱用药，有疑问时确认无误后可执行。

（4）预防性抗菌药物的选择与使用应符合相关规范。

（5）易致过敏的药物，用药前应询问患者有无过敏史，并按要求做皮试。

（6）严格执行麻醉药品、精神药品、医用毒性药品、放射性药品、抗肿瘤药物等药品的使用与管理规范。

（7）使用多种药物时应注意配伍禁忌，注意正确选用溶媒，配药后再次检查质量。

（8）高警示药品需双人查对后使用，用后双人签字确认。

（9）规范手术患者配血、取血、输血流程，落实输血指征评估、输血查对与观察、输血后效果评价等，实施输血全流程管理。

（10）制定静脉输液、输血反应应急预案，需要时按流程进行处理。

10.管道管理

（1）制定非计划性拔管风险的防范和处置预案，重点加强转运环节管道安全风险管理。

（2）制定管道事件的监测流程，规范交接，及时处理管道事件。

（3）制定管道不良事件的上报流程，当发生管道不良事件时，应及时上报事件、分析原因，持续改进。

（4）加强动力系统、吸引系统、血管和引流管的管道的安全管理，规范连接、使用和处理。

五、感染控制管理

在医院环境分区管理中，手术部（室）属于高度危险区域，是医院感控的重点部门，日归手术部（室）应制定感染控制管理相关制度，工作流程应符合传染病防控和医院感染控制需要。

1.手术部位感染控制

外科手术部位感染的发生会严重影响患者的术后康复，给患者带来身心带来伤害，严格的术前评估、精细的术中操作、合理的术后护理，可预防手术部位感染的发生。具体建议参考世界卫生组织于2018年发布的全球指南《手术部位感染的预防（第2版）》。

2.医护人员着装规范

按手术部（室）管理要求执行。

3.环境表面清洁与消毒

（1）日归手术部（室）环境表面的清洁与消毒方法遵循《医疗机构消毒技术规范》（WS/T 367—2012）。

（2）医疗机构应定期对手术部（室）环境表面清洁与消毒的质量进行监督、效果监测和业务指导。

（3）手术部（室）应制定标准化清洁与消毒方法和操作规程，由专人负责环境表面清洁与消毒的检查和监测，并对监测结果分析和反馈，有问题及时改进。

（4）医务人员应熟悉手术部（室）环境表面清洁与消毒的原理和方法，参与、维护和监督管理，负责诊疗使用中设备和仪器的日常清洁与消毒。

（5）保洁人员应负责除诊疗设备和仪器外的所有环境表面的日常清洁与消毒。

（6）保洁人员在医务人员的指导下负责手术部（室）所有物表的终末清洁与消毒，包括设备与仪器。

（7）应合理配置保洁人员，对其应进行岗前培训和定期培训，包括医院感染预防与控制的基本知识和技能。

4.手术部（室）医疗废物的管理

（1）应该依据《医疗废物管理条例》等制定医院医疗废物管理制度，并建立医疗废物分类、收集、转运、暂存、交接记录的流程管理规范。

（2）应制定医疗废物流失、泄漏、扩散和意外事故的应急预案。

（3）应由专人负责医疗废物管理相关制度的培训，并督导护士落实相关制度。

5.消毒与灭菌技术

根据目前国内现况，手术器械、医用织物和复用手术用物等的消毒、灭菌多由医院消毒供应中心完成，消毒供应中心应执行国家WS/T 508、WS 506、WS 507、WS 310.1、WS 310.2、WS 310.3等卫生标准。

6.日归手术部（室）感染防控监测

（1）医院感染管理部应每季度对物体表面的清洁消毒效果进行监测，按规范进行采样，细菌菌落总数应≤5 CFU/cm²，且不得检测出致病性微生物。当怀疑手术部（室）与医院感染暴发有关时，也可进行采样监测。

（2）医院感染管理部应定期对手术部（室）空气消毒效果进行监测，对非洁净手术部（室）每季度监测一次，对洁净手术部（室）每个洁净用房每年至少监测一次。结果判断可参考国家《医院感染监测标准》（WS/T 312—2023）。当怀疑手术部（室）与医院感染暴发有关时，也可进行采样监测。

（3）医院感染管理部应每季度进行手卫生消毒效果监测，在医务人员执行手卫生后、接触患者或从事医疗活动前进行采样，手卫生消毒后细菌菌落总数≤10 CFU/cm²，外科手消毒后细菌菌落总数≤5 CFU/cm²。当怀疑手术部（室）与医院感染暴发有关时，也可进行采样监测。

（4）每1～2年应由有资质的工程质检部门对洁净手术部（室）的空气净化系统进行环境污染控制指标的综合性能进行评价，并出具监测报告。监测不合格的手术间应暂停使用，整改后监测合格方能重新使用。当怀疑手术部（室）与医院感染暴发有关，也即可进行采样监测。

（5）应由专业人员每日对手术部（室）温度、相对湿度、压力差进行监测并记录，发现异常及时处理。

（6）应由专人对手术部（室）限制区内环境进行检查，包括对地面和物体表面清洁情况进行监测，以及对空气净化装置的回风口栅栏和网面清洁情况等进行检查。

7.职业暴露与防护

（1）手术部（室）是医疗机构职业暴露的高风险科室，应建立职业暴露防护制度、工作流程及应急预案，督导落实各项制度能降低职业安全风险，减少职业暴露。

（2）护士发生职业暴露时，应按照医院职业暴露紧急处理流程进行处理，并及时上报和追踪。

（3）手术部（室）应配备符合国家职业安全规范标准的工具和防护装备，在手术操作时执行标准预防措施。

（4）手术部（室）应加强护士和辅助工作人员职业暴露安全防护的培训和管理，增强医务人员的职业防护意识。

六、手术部（室）质量控制指标

手术部（室）质量管理应以质量控制指标为导向，实现目标管理，提高质量管理效能，具体指标如下。

（1）医疗机构手术室台护比：单位时间内，医疗机构同期实际开放的手术间数与手术部（室）执业护士人数之比。

（2）手术部（室）护士人均年手术例次数：单位时间内，在岗手术部（室）护士平均完成的年手术例次数。

（3）手术间环境指标异常发生率：单位时间内手术间环境指标发生异常的手术间数与同期开放手术间的总数之比。

（4）手术安全核查正确率：单位时间内，正确执行手术安全核查的患者例数与同期抽样手术安全核查患者的总例数之比。

（5）手术部位标识核查正确率：单位时间内核查患者手术部位标识的正确例数与同期抽样有手术标识的患者总例数之比。

（6）手术抗菌药物预防使用时机正确率：单位时间内，在手术切皮前0.5～1 h抗菌药物预防使用患者的例数与同期术前抗菌药物预防使用的患者总例数之比。

（7）手术隔离技术操作正确执行率：单位时间内，采用手术隔离技术操作正确的患者例数与同期抽样后抽样隔离技术患者总例数之比。

（8）手术人员外科手消毒正确率：单位时间内，手术人员正确实施外科手消毒的人数与同期抽样外科手消毒的总人数之比。

（9）手术标本处理正确率：单位时间内，正确处理的手术标本数与同期抽样手术标本的总数之比。

（10）手术患者2期及以上术中获得性压力性损伤发生率：单位时间内，手术患者2期及以上术中获得性压力性损伤发生例数与同期手术患者总例数之比。

（11）手术低体温发生率：单位时间内，术中发生低体温的患者例数与同期应接受体温监测的手术患者总例数之比。

（12）手术过程中异物遗留发生率：单位时间内，手术过程中异物遗留发生例数与同期手术患者出院人数之比。

（13）术中电灼伤发生率：单位时间内，术中电灼伤发生的患者例数与同期手术患者使用电外科的总例数之比。

（14）手术室锐器伤发生率：单位时间内，发生锐器伤的手术室护士人数与同期手术室护士的总人数之比。

（15）术中低温烫伤发生率：单位时间内，术中发生低温烫伤的患者例数与同期使用加温操作的手术患者总例数之比。

（黄智慧　谭永琼）

第六节　日归手术全流程信息管理

随着医学技术的不断进步，日间手术已经成为越来越多患者的选择。日间手术具有流程便捷、手术时间短、恢复快、住院时间短和费用低等优势。由于日间手术的手术量大、时间紧、流程复杂、管理难度较大，医疗业务的衔接对提高日间诊疗效率和安全具有重要意义。此外，由于日间手术的患者流程变化较快，传统的管理方式已经无法满足日间手术的实际需求。相比而言，日归手术模式下的患者需要在完成手术后当天出院，需要更高的效率和更安全的保障管理系统。在这个系统中，对患者预约挂号、术前检查、手术排班、术后随访等所有环节都需要进行详细的记录和跟踪，形成一站式服务模式；同时还需要对手术医生、手术设备、手术室进行实时的状态监控和调度管理，保证患者当天能安全出院。日归手术的患者流程变化较快，传统的管理方式已经无法满足日归手术的实际需求。为了确保日归手术医疗质量和安全，实现对日归手术的规范化、精细化和信息化管理，设计一个严密且高度耦合的全流程信息化闭环管理系统十分必要。

一、信息化管理的优势

1.提高医院资源使用效率

信息化管理可以将各个环节的信息进行有序的整合，通过信息系统对患者的各流程节点的关键信息进行全过程管理，使得工作流程更加顺畅，使医疗过程更加精细化、流程化、信息化，能提高医院工作效率和手术运行效率，实现日归手术患者在医院内的快速流转。信息化管理可以使围手术期安全管理效率、效能得到显著提高，还有利于降低差错率及潜在的风险，保障患者安全，增加医疗资源利用率，降低医院管理成本。

2.降低医务人员工作强度

传统的管理方式需要大量的人力投入，运用信息手段，可将原有大量的纸质表单文书进行电子化管理，能大大降低临床工作人员的工作强度，也可以通过自动化的方式降低人工成本。

3.实现院内诊疗无缝连接，提升患者就医体验

日归手术患者院内诊疗全流程信息管理系统的建立，能将患者的门诊流程、住院流程和出院后随访流程进行无缝对接，对患者入院后行踪进行全过程、全方位的监管，让患者、患者家属、医生、护士、服务人员等都能及时知晓，打破原有流程的局限性；可以加强医务人员之间的沟通和合作，使其实时关注日归手术患者的术前准备、术后恢复状况，给予患者健康指导，降低术后并发症的发生率，提升医疗服务质量；还可以使医务人员综合术后出院评估以及出院后的随访计划，真正做到"以患者为中心"，通过信息化管理工具使患者在就医过程中获得更加方便、快捷、舒适的服务。

4.提高医疗质量

医院信息化管理可以通过精细化的信息收集、记录和分析，全面提高医疗质量。运用信息化技术，可以实现医疗过程的标准化、流程化，减少医疗操作中出现的差错，避免患者在医疗过程中受到伤害，提高医疗质量。

5.优化医疗资源配置

全流程信息管理系统所有日间手术的数据积累，其中也包含日归手术，通过统计分析日间手术的各项数据，可以发现当前存在的问题和不足，帮助医护人员对患者诊疗进行分疾病、分人群、分术种等不同的指导，及时调整医疗资源配置，根据不同医生对不同术式、病种等的手术时间进行合理排程，有效调整手术结构，提高各类医疗资源的利用效率。

二、信息化管理在日归手术中的具体应用

1.预约管理

日归手术患者预约管理可以通过信息化管理实现，患者在门诊即

可与主刀医生商定和预约手术时间、自主录入个人信息和病史等，还可实现开具术前检查、手术排程等信息的统一管理，实现全流程自动化。

2.术前管理

信息化管理可以实现日归手术患者的术前管理，包括实时跟踪患者入院前检查完成情况、检查检验指标异常情况，以此及时实施医疗干预，实时调整手术排程等。

3.术中管理

信息系统可对患者完成术前准备后的每个环节进行跟踪，包括患者入室、麻醉开始、手术开始、手术结束、进出复苏室、返回病房等，以便病房的医务人员做好交接准备。

4.术后管理

手术结束后，医务人员可以通过系统核查患者手术信息，通过语音电话随访者术后恢复情况，特殊患者启动应急闭环管理，保障同质化医疗质量。

5.病案管理

信息系统可实现病历的无纸化管理和不同等级医生的医嘱和病历书写的权限管理，提高专科医生与日归病房医生书写病历的同步化，避免日归手术患者出入量大产生的病历质控滞后问题，可以提高医疗质量和效率。

6.收费管理

患者可在信息系统预交费，住院期间完成医保登记的患者，出院后可直接进行网络结算，无须前往人工窗口办理。

（孙义元　李志超）

第七节　日归手术患者心理评估

随着日间手术模式的逐渐成熟，业界专家对日间手术模式持续探索和深化改进，"日归手术"模式应运而生，在日间手术模式原有的优点基础上，日归手术模式因患者不需要过夜观察，不需医护值班，具有节约人力，减少相应的物力财力消耗等优点。同时，日归手术也对管理、流程以及患者接受度要求更高。日归手术患者的心理状况可影响日归手术全程的运行和效率，因此，对于日归手术患者进行心理评估显得尤为重要。

一、日归手术患者心理评估的必要性

日归手术虽能快速解决患者躯体上的疾病，但是手术经历往往会给患者造成心理上的应激反应。同时受到各种社会心理因素影响，短时间内，患者需接受大量的信息、心理的调整和角色的转换，容易导致焦虑、抑郁等负性情绪的产生，从而可能造成日归手术的爽约率及当日手术停台率升高，以及医疗资源的浪费。日归手术较日间手术进程更快、耗时更短，同样的术式，日归手术不需要患者在医院过夜观察，可能会进一步加重患者心理负担。因此，对日归手术患者有必要在围手术期进行心理评估，从而及时了解、判断患者的心理状态，针对性地与日归手术患者沟通交流，为围手术期的健康教育和个体化指导以及心理卫生专科干预提供依据，减少患者负性情绪的产生，改善患者的不良情绪状态，进而降低爽约率、当日手术停台率，提高患者满意度以及促进患者的社会功能恢复，尽早回归日常生活状态。

二、心理评估的定义

心理评估是指在生物、心理、社会医学模式的背景下，综合运用谈话、观察、测验的方法，对个体或团体的心理现象进行全面、系统和深入分析的总称。

三、心理评估的方法

心理评估是运用系统的方法对收集到的信息进行相关分析，方法主要有两类：一类是标准化测验，另一类是非标准化评估。

（一）标准化测验

标准化测验是一个系统化、科学化、规范化的施测和评定过程。标准化心理测验主要有智力测验和人格测验，但对于日归手术而言主要是进行术前患者情绪的评估，故标准化测验在日归手术患者中不适用。

（二）非标准化评估

1.量表评定

通过观察，对某个人的某种行为或特质确定一个分数，用来表达评定结果的标准化程序叫作量表评定。主要的评定量表有美国精神病学会制定的《精神障碍诊断和统计手册》、国际健康组织制定的《国际疾病分类诊断指导手册》以及我国制定的《中国精神疾病诊断标准》和《心理卫生评定量表手册》。

2.行为观察

观察法是在心理咨询中获得信息的常用手段。观察法有两种：一是按观察目的、观察者的经验来组织观察内容和程序；另一种是按照目的采用一套定型的程序进行观察。观察法可以在自然情况下进行，也可以在有控制的环境下进行。

3.临床访谈

临床访谈是通过咨询者与受访者之间面对面的双向互动来评估受访者心理功能的各个方面，并制定相关的治疗计划。在心理评估中，临床访谈占有重要地位，对于获取信息、了解并分析受访者的故事及建立咨询关系非常重要。

四、华西心晴指数量表的评估规范

(一)华西心晴指数量表

华西心晴指数量表(Huaxi Emotional-distress Index,HEI)为四川大学华西医院心理卫生中心自行研制的量表,主要用于筛查非精神科住院患者的抑郁、焦虑情绪。HEI共有9个条目,采用5级评分法,从"完全没有"到"全部时间"分别计分为0~4分,总分为36分。有研究表明,该量表在非精神专科患者中具有良好的信效度。

HEI有周评量表和月评量表,两者的条目数、内容并无区别,只存在时间频率的差别,医务人员可根据患者的一般情况、症状和住院时间等选用量表。华西心晴指数量表见表3-9。

表3-9 华西心晴指数量表

1. 近一月里,您有多少时候会感到:情绪低落到无论怎样都无法开心?
A.完全没有　　B.偶尔　　C.一部分时间　　D.大部分时间　　E.全部时间

2. 近一月里,您有多少时候会感到:对什么事情都没有兴趣?
A.完全没有　　B.偶尔　　C.一部分时间　　D.大部分时间　　E.全部时间

3. 近一月里,您有多少时候会感到:过于紧张?
A.完全没有　　B.偶尔　　C.一部分时间　　D.大部分时间　　E.全部时间

4. 近一月里,您有多少时候会感到:控制不住地担忧或担心?
A.完全没有　　B.偶尔　　C.一部分时间　　D.大部分时间　　E.全部时间

5. 近一月里,您有多少时候会感到:不安以致难以平静下来?
A.完全没有　　B.偶尔　　C.一部分时间　　D.大部分时间　　E.全部时间

续表

6. 近一月里，您有多少时候会感到：害怕再次突然出现严重恐惧或惊恐感？
A.完全没有　　B.偶尔　　C.一部分时间　　D.大部分时间　　E.全部时间
7. 近一月里，您有多少时候会责怪自己？
A.完全没有　　B.偶尔　　C.一部分时间　　D.大部分时间　　E.全部时间
8. 近一月里，您有多少时候会感到：没有希望？
A.完全没有　　B.偶尔　　C.一部分时间　　D.大部分时间　　E.全部时间
9. 近一月里，您有多少时候会感到：活着没意思？
A.完全没有　　B.偶尔　　C.一部分时间　　D.大部分时间　　E.全部时间

（二）评估目的

在患者入院时进行华西心晴指数评估，可以了解患者是否存在焦虑、抑郁等负性情绪。根据评估结果，医务人员可以判断患者是否存在情绪问题，并根据患者的不同情绪状态采取相应的护理措施。由此，医务人员可以采取多种方式和途径，调节患者的心理状态，从而建立良好的医患关系，以达到身心同治的目的。

（三）华西心晴指数量表的评估流程

（1）对新入院、年龄超过15岁的患者均可进行华西心晴指数评估，评估时需判断患者的神志、一般情况等。

（2）在床旁或健康宣教室对患者进行心理测评和华西心晴指数评估。

（3）对华西心晴指数评估结果为高危的患者做好登记，告知患者及其家属评估结果，并做好医疗文书的记录。

（4）处理措施：0～8分提示患者心理无明显异常，心理方面无须特殊处理。9～12分提示患者心理轻度异常，应行入院前宣教，做好解释安抚，并做好记录。13～16分提示患者心理中度异常，需要核对问卷得分以确定所评数据准确性，予以解释、安抚，同时告知日归手术中心医生及护士，关注患者心理状态并予以后续心理支持。17～36分提示患者心理重度异常，主刀医生应与患者沟通，并联系心理卫生中心会诊，结合临床情况和会诊结果，决定是否先进行心理治疗，待患者情绪稳定好转后再进行手术计划。当问卷第9条评分等于或高于2分时，无论问卷总分为多少，均需要进一步评估患者的自杀风险，确定所评数据准确性后，积极联系医疗组，结合患者心理问题以及潜在风险进行医患沟通，入院后主管护士应予以24 h陪护，请心理卫生中心会诊，并予以专科支持。

五、结语

HEI与其他焦虑抑郁量表相比，条目少，可同时评估焦虑和抑郁两种常见情绪，其使用的对象更为广泛，不局限于精神专科患者。有大量研究发现，不同的筛查量表对抑郁的检出率差异较大，HEI可及早发现患者的不良心理状态，医护人员可根据患者情绪障碍的严重程度给予针对性的措施，确保住院患者的良好心理状态，进而提高患者满意度，降低医疗运行风险，从而避免潜在的医疗纠纷。在治愈患者躯体疾病的同时，还应注意减少其心理疾病的发生率，使患者尽早回归完整的社会家庭角色。

（马庆鑫　钟　彦）

第四章
日归手术的质量和安全

第一节　日归手术保障质量和安全的措施

　　日归手术可以在原日间手术管理模式基础上高效整合与利用医疗资源，显著地缓解了我国医疗卫生行业的压力，使患者、医院和国家三方获益，能有效地缓解我国"看病难、看病贵""一床难求"等社会问题。日归手术改变和优化了传统的医疗流程，将患者术前检查前移、术后康复护理后延，使既往需要住院的择期手术能在同一个工作日内完成。在推广日归手术的同时要保证医疗质量与安全，但从目前改造流程看来，患者入院前的检查、全麻评估、健康教育和综合评估等被前移至门诊，患者在住院期间能获得充足的医疗资源保障，出院后可通过"医院-社区"的上下联动获得连续性的医疗服务和安全保障。入院前的准入评估往往在医疗照护相对较少的门诊开展，使日归手术医疗质量与安全隐患日益凸显。因此，患者的筛选、术式的遴选、手术医生和麻醉医生的授权、应急预案的制定、缜密的随访计划的制定、员工的培训、患者及家属的健康教育、社区合作的建立等因素直接影响日归手术的医疗安全与质量。

一、日归手术的患者准入

对将施行日归手术的患者应设置严格的准入标准，除了常规的日间手术准入基础标准外，在患者年龄、肥胖以及合并的基础疾病等方面，应该有更严格的准入标准。患者的严格准入是保障其日归手术医疗质量与安全的重要措施，可以降低患者术后的并发症发生率、非计划过夜恢复率、非计划再入院率、非计划再手术率及死亡率等。临床中常见的合并疾病如高血压、心肌梗死及心力衰竭等心血管疾病，在围手术期能显著地增加日归手术本身和麻醉风险。哮喘、COPD、阻塞性睡眠呼吸暂停及急性上呼吸道感染等呼吸系统疾病虽不是日归手术的绝对禁忌，但术前应控制症状，以减少术后肺部并发症的发生。糖尿病患者若在围手术期发生血糖波动，可能会出现伤口愈合差及感染的发生率增加。故拟施行日归手术的患者，术前应到外科及麻醉门诊进行充分的评估，严格控制基础疾病，原则上ASA Ⅰ～Ⅱ级时才能行日归手术。基础疾病控制较好者，在麻醉医生和主刀医生共同评估通过后，在严密的医疗监护下可开展日归手术，ASA Ⅲ级患者也可尝试日归手术。

日归手术患者准入除了麻醉评估ASA Ⅰ～Ⅱ级之外还应有以下几项几点需要注意：①患者意识清楚，有成人或家属陪伴。②愿意接受当日入院手术并当日出院的日归手术方式，对手术方式及麻醉方式理解并认可。③患者或家属对手术前后护理内容有理解能力，愿意并有能力在家完成护理。④有固定联系电话，便于随访和应急事件发生后的处理。

二、日归手术的主刀医生和麻醉医生准入

为了保障日归手术患者的围手术期医疗质量安全，日归手术的主刀医生和麻醉医生准入需更加严格。日归手术医生需要对于拟开展业务有足够的前期积累，例如腹腔镜胆囊切除术需主刀医生独立主导完成150例及以上等指标的量化考核，其综合业务能力获得科室同事和领导的认可后，科室业务主任方可推荐该主刀医生至医务部、医院日间手术管理委员会进行日归手术医生授权，同时该授权还限定了主刀医生的手术级别和开展具体术式。

三、日归手术术式准入

日归手术术式准入：应选择风险相对较小、手术时间不超过2 h、术后气道损伤风险小、能快速恢复进饮进食、术后疼痛可通过口服药物缓解、不需要特殊术后护理且手术后当天可离院的手术。2015年中国日间手术合作联盟首批推荐了56个适宜开展日间手术病种，涵盖眼科、骨科和消化内科等9个学科。2022年国家卫生健康委员会发布《日间手术推荐目录（2022年版）》，推荐了708个日间手术操作项目，涵盖眼科、骨科、妇产科、泌尿外科、普通外科、心血管内科等14个科室。各个医疗机构可根据自身的医疗设施和政策条件，选择其中医疗技术成熟、手术风险性较低、术后并发症少的病种或术式开展日归手术。若未在推荐术式之列，但在既往医疗机构开展成熟的、具有特色的术式也可考虑纳入日归手术，并根据国家与当地卫生行政部要求进行备案后开展。

四、出院管理

日间手术整个过程不超过24 h，日归手术模式时间更短，患者术后

常规在院观察4～6 h，除了融入ERAS理念促进患者快速康复外，更加严格的出院评估是保障患者出院后的医疗质量和安全重要举措，是患者围手术期不可或缺的一环。在患者出院时，充分评估其病情恢复情况，如生命体征、活动能力、疼痛、恶心呕吐及专科并发症情况等，在患者满足下列出院标准，且通过出院评估后才能出院，进入家庭自我康复过程。

（一）出院标准

患者术后康复是一个持续的过程，要有严格的出院标准才能保障患者的安全。具体出院标准有以下几项。

（1）患者生命体征平稳，意识清楚，对答切题，对时间、地点、人物有清楚的认知。

（2）术后疼痛可耐受或可通过口服药物得到控制。

（3）患者能够进流质饮食，无发热，无恶心呕吐。

（4）无手术部位意外出血等专科并发症发生。

（5）患者在出院前已可通畅自行排尿。

（6）患者可正常步行，无头晕、疼痛等不适。

（7）患者与家属做好了出院准备，出院后至少48 h内有家属陪护。

各个病种的出院标准见专科管理规范。

（二）出院评估

Chung F等设计的PADS评分量表因简单便于操作，被世界上多数国家的日间手术中心采用。PADS评分内容包括五个项目（见第二章第六节表2-5）：①血压和脉搏。②活动能力。③疼痛。④PONV。⑤切口出血。各单项评分为0～2分，各个项目相加后总分10为满分，只有总分≥9时，方可准予患者离院。若患者术后有专科并发症，根据病情转入专科病房进一步治疗；若患者仅仅有恶心呕吐、切口疼痛或头痛头晕等轻度术后不良反应，对症处理及经评估后，患者可正常出院回到家中进行家庭康复，或者转入社区卫生服务中心接受进一步治疗。

五、日归手术出院后管理

日归手术患者的出院并不意味着医疗活动终止，患者出院后仍需在家庭或者社区继续康复，以促进其生活能力和社会工作能力尽快恢复。日归手术相对于日间手术，住院观察时间更短，所有日归手术病种均应严格按照临床路径管理，入院、手术及出院均有要求，每个病种的患者出院后均可获得相应的"医嘱包"，包括患者术后专科随访内容、饮食、活动、心理等多个方面。患者出院前，由随访人员将患者居住地、基本信息、手术方式及术后是否有特殊要求等内容，通过随访APP发送至患者居住所在的社区卫生服务中心电脑终端，由社区卫生服务中心医务人员负责患者术后基本随访。患者术后随访由医院和社区医务人员共同完成，相互补充，保障患者术后安全。

（一）日归手术术后随访制度及随访医务人员职责

为更好地开展日归手术患者术后服务，了解患者术后的康复情况，确保患者术后的医疗安全，日归手术中心应成立专门的随访中心，建立完善的随访制度，并配备专职随访医务人员，全天候24 h为患者提供服务。随访人员应将患者的病情变化或康复情况进行详细记录，便于动态分析存在的问题，若有患者意见或建议也应如实记录，以便优化日归手术管理流程，持续改进管理质量，更好地为患者服务。随访中心的医务人员应该具备以下职责。

（1）日归手术中心随访人员的基本素质：工作认真负责，临床工作经验丰富，热爱本职工作，服务态度好，解释、咨询耐心细致，综合能力强。

（2）日归手术中心每日安排专人负责电话、微信、APP等随访工作。

（3）随访护士不仅负责出院患者的随访工作，同时还负责入院患者的接待与咨询工作。

（4）在夜间应急情况下，由值班护士在完成治疗护理工作同时负责接听应急随访电话，根据患者病情指导患者前往门诊或急诊就医，并做好相应记录。

（5）随访人员应根据不同病种要求在患者出院后按计划给予相应的咨询服务，首次随访应在患者出院后24 h内完成，并于术后30天再次随访，了解患者病情恢复情况并做满意度调查。

（6）建立翔实的随访记录资料，记录内容包括：随访日期及时间，患者姓名、性别、年龄、科别、出院诊断、手术日期、手术名称、主要病情及需要解决的问题，回复日期及时间，回复者姓名等。

（7）为保证护士及患者安全，日归手术中心可设置随访电话录音，护士务必认真履行工作职责，如实填写随访记录内容。

（8）随访护士在随访咨询时应严谨、及时，如遇患者病情危急，应及时向本班值班医生汇报处理，同时指导患者及时到附近医院或手术医院急诊就诊。

（9）随访护士应严格履行交接班制度，本班未尽的事宜需交由下班继续跟踪处理。

（二）术后随访

日归手术患者术后随访是指随访的医护人员和患者及患者家属有目的地进行沟通和交流，让患者在家就能享受到医院的医疗服务，既能解除部分患者术后的后顾之忧，也能预防和及时处理日归手术术后可能发生的并发症，增加患者的就医满意度，保障患者术后的医疗安全。

由于日归手术患者当天出院，尽管出院时医护人员为确保患者安全已经对其病情进行了充分的出院评估，但由于手术涉及麻醉、外科手术等多方面操作，加之患者自身缺乏医学知识，回家后对出现的情况不认识、不了解，对出现的并发症或其他异常情况也不能及时处理，为防止上述情况发生，保障患者出院后医疗安全，术后随访是必要的。

（三）随访计划

患者术后随访计划包括随访时间、随访次数、随访内容及随访形式等内容，不同病种随访内容及随访频次等有一定差异。

1.随访频次

不同日归手术病种的术后随访频次不同，日归手术术后患者一月内至少随访3次，特殊情况下，可根据患者病情变化增加随访频次。

2.随访内容

日归手术所有病种均按临床路径管理，且有严格的准入，发生严重并发症的概率极低，但是轻症并发症并不少见。常规随访内容包括：出院后恶心呕吐、头痛头晕、伤口出血感染等并发症发生情况，以及患者术后饮食、活动、生活能力及心理恢复等情况。除了共性随访内容外，应针对不同病种制定个体化随访内容，如日归手术腹腔镜胆囊切除术后患者，需观察患者术后是否腹痛、发热，皮肤、巩膜是否黄染及小便颜色等；肠息肉切除术患者要注意随访术后是否腹痛，是否有便血及便血的颜色、量等；眼科手术（如白内障手术）术后患者伤口有无渗血，有无视物模糊等。

3.随访形式

术后随访形式包括电话随访、门诊随访、社区随访及上门访视、互联网+随访（APP、微信公众号、微博及网络咨询等）等。电话随访是较常规和传统的随访方式，可直接与患者沟通，为患者提供及时有效的康复指导，可以早期发现术后并发症以便及时处理，保障患者出院后医疗安全。电话随访不仅可以节约随访时间，还可节约患者到医院就诊的时间及经济成本。特殊情况下，电话随访不能准确判断患者病情变化，需要患者到医院门诊或急诊就诊处理。日间手术医院–社区一体化服务模式的建立，把社区的医务人员纳入日归手术术后随访体系，是保障患者术后质量安全的重要举措。社区的全科医生和护士可以为患者提供社区门诊或家庭上门访视服务，大大解决了术后的安全隐患，同时也避免了患者术后复诊挂号多次往返家庭和医院，方便患者就医，提高了患者满意度。

随着网络时代的到来，移动医疗快速发展，新兴的互联网+随访形式对日归手术出院后管理有巨大推动作用，常见的有随访APP、微信公众号、微博及网络咨询等。互联网+随访这种新的形式，能融合语音、视频、图像等多种形式和数据，使医患之间的随访沟通不受时间、地点、空间的限制，而且更为灵活、便捷。同时，互联网+随访可以及时、准确地收集大量随访数据，并进行定期统计，可以对日归手术随访工作进行持续质量改进。患者在病情变化时，可以通过网络或者APP实时上传图片或视频，如伤口是否感染，是否渗血，肠息肉切除术后患者便血的颜色、便血量，是鲜血还是血凝块，通过图片或视频的形式，可以准确判断患者病情是否需要及时就诊。互联网+随访的模式是对传统术后随访的重要补充，可以结合门诊和社区随访，实现多种随访模式并存，进一步保障日间手术患者术后医疗质量和安全。

（四）日归手术术后随访注意事项

为更好地为患者服务，增加随访成功率，日归手术随访中心工作人员在随访工作中有许多注意事项，主要有以下几点。

（1）随访中心医护人员在随访前应做好准备工作，充分了解并核对随访术后患者的基本信息、手术情况，熟悉随访内容。只有充分了解患者的病情，才能与患者进行有效的交流，才能从患者那里获得准确的反馈意见，保障随访的成功。

（2）随访人员的态度应诚恳、语言亲切、具有亲和力，应耐心倾听患者的讲述，要让患者感觉到随访人员的真诚。

（3）随访时间，应尽量避开用餐和休息时间，要充分考虑到方便患者，注意随访技巧，提高随访的成功率。

（4）随访内容：应根据患者手术相关病情进行询问，按医疗常规给予康复指导。回答患者医疗问题时需谨慎，避免简单判断和随意指导。随访是患者的康复指导，而非远程医疗，对于无把握的治疗和反馈问题，应及时联系主刀医生或相关专家解决问题，或向专家咨询了解病情后再答复患者，在病情需要时，应指导患者在主刀医生的门诊复诊。

（五）应急预案

电话随访、互联网+随访、社区随访及上门访视等多种形式的随访可以充分了解患者术后心理、生理社会能力恢复以及并发症发生情况。开展日归手术的医院应建立完善的日归手术患者术后应急预案，不同日归手术病种其应急情况有所差异。若患者术后出现危急情况，如肠息肉切除术后患者解鲜血便且量大，腹腔镜胆囊切除术后患者发生腹痛、黄疸、发热等症状，应指导患者立即到急诊就诊，可通过医院绿色通道优先收治，保障患者术后医疗安全。为保障患者医疗安全，有条件的医院，应尽量实施医院、社区双重管理，若患者出现并发症，社区医务人员不能判断患者病情或病情加重社区处理条件不够时，应及时与医院随访人员联系处理，或者联系主刀医生进行处理，指导患者到医院门诊或急诊就诊，专科评估患者是否需要非计划入院，甚至非计划再手术等，进一步保障日归手术患者围手术期的医疗质量与安全。

（刘　洋　蒋丽莎）

第二节　医院和科室质量安全考核指标及监测

日归手术不仅进一步缩短了"24 h"日间手术服务流程，更将日间手术管理模式提升医疗卫生资源的投入产出效率等优势发挥到了极致，且进一步深化了当前业界、学界对日间手术向日归手术发展方向的认知。日归手术的蓬勃发展，离不开规范的医疗护理管理流程，保障患者质量与安全，才能保障患者的医疗护理质量，从而促进日归手术的高效率、高质量发展。因此，本节从医疗和护理维度、医院和科室层面进行分层探讨介绍。

一、医疗质量管理

（一）医疗质量管理的内涵及意义

日间手术是介于门诊手术与住院择期手术之间的一类手术，某些术式与传统择期手术无异，是通过流程优化开展部分原来需要住院才能做的中大型手术，使患者在院时间控制在24 h以内，并非部分人理解的传统门诊小手术。日归手术亦是如此，虽然术式种类、难度系数、CMI指数不及日间手术，但总体内涵和外延大致相同。因此安全性是整个日归手术创新模式的核心和关键。然而由于日归手术改变了传统的就医流程，具有手术量大、日程安排紧张等特点，患者在手术前后得到直接的医疗照护相对住院治疗要少，其高速运转带来的医疗安全方面的隐患日益凸显。美国医院评审联合委员会（JCI）发布的一个错误手术的警讯事件分析报告显示：126个涉及错误手术部位、错误患者和错误手术的案例中，58%的案例发生在医院门诊日间手术室或非医院的移动手术间，29%发生在住院部的手术室，13%发生在住院部其他地方等，如急诊室和重症监护室。由此可见，日间手术由于其自身的特点成为错误手术差错发生的一个高危因素。目前美国、英国、澳大利亚、欧盟等均已建立日间手术安全评价和保障规范，尤其是欧盟建立了Day Surgery Data Project（DSDP）数据库来搜集和分析各个成员国的日间手术相关评价指标。我国自2018年起将日间手术相关监测指标纳入国家公立医院绩效考核中，2020年开始由国家医疗质量管理与控制信息系统（NCIS）对日间手术和日间化疗开展情况和质量信息进行抽样调查和数据填报，其中也涵盖了日归手术，对推动中国日间手术的质量控制管理具有重大意义。NCIS官网网址为WW.NCIS.CN。

（二）日归手术医疗质量安全考核指标及监测

为了确保日归手术的安全和有效性，医疗质量管理显得尤为重要。医疗质量管理是一种系统性的管理方法，旨在保证医疗服务的安全、有效和高质量。医疗质量管理的主要任务包括制定和实施医疗质量管理的政策和流程，建立和维护医疗质量管理的体系，保证医疗服务的安全和有效性，提高医疗服务的质量和效率。在日归手术中，医疗质量管理的关键在于对手术的全过程进行管理和控制。这包括手术前的评估和准备、手术中的监测和控制、手术后的护理和随访等。医疗机构还应该建立一套标准化的日归手术管理流程，明确手术的各个环节和相关人员的职责，确保手术的安全和有效性。此外，医疗机构还应该建立医疗质量管理的监测和评估机制，定期对日归手术的安全和有效性进行评估和监测。医疗机构应该建立质量管理小组或委员会，定期评估日归手术的质量和效果，提出改进措施和建议，不断提高日归手术的质量和效率。

在日间手术质量与安全的概念界定基础之上，基于结构维度–过程维度–结果维度（SPO）理论，以标准临床路径为主线构建所形成的日间手术质量安全评价指标体系，涵盖了日间手术质量与安全管理的全过程，同样也适用于日归手术，可以科学地评估我国不同医疗机构之间开展日归手术的质量与安全管理现状，并且每个指标均可量化，研究方法也便于复制，日归手术质量与安全评价指标体系详见表4-1。

表 4-1　日归手术质量与安全评价指标体系

一级指标	二级指标	三级指标
基于结构维度（S）	内部环境	医院日间手术设施配置、日间手术团队构成、医护人员配比、激励机制、日间手术绿色通道等
	外部环境	医疗供需矛盾、国家政策支持力度、日间手术接受程度、患者对传统择期手术依赖程度等
基于过程维度（P）	术前	医患沟通、日间手术准入标准、术前检查、健康教育、人口特征学信息等
	术中	与手术实施过程相关的指标，如用药错误发生率、平均手术时间
	术后	院内外延续性医疗服务，涵盖患者术后康复，主要包括生活能力、社会功能等
基于结果维度（O）	医疗安全	患者的医疗安全是核心，评价指标包括出院后30天内非计划再就诊率、出院后30天内非计划再住院率、死亡率、外科伤口感染率等
	医疗质量	医疗服务质量是核心和关键，评价医疗质量指标，如并发症发生率、延迟出院率、非计划再手术率、手术部位错误发生率、坠床发生率、跌倒发生率、用药错误发生率等；卫生经济学评价指标，如成本效益比、爽约率、当日手术取消率、手术室使用率、床占比、床位周转次数、床日收益等
	患者体验	患者的体验除了医疗服务外，其他评价指标包括平均费用、入院前等待时间、患者满意度等

日归手术运行更加强调高效和安全，在原日间手术质量安全监测指标基础之上，应重点关注医疗安全指标中的出院后30天内非计划再

就诊率、出院后30天内非计划再住院率、死亡率，通过医疗质量中的日归手术非计划过夜率、非计划再手术率、手术部位错误发生率、爽约率、当日手术取消率、手术室使用率，以及直接影响患者体验的患者满意度等来进行评价。在医疗质量的监控方面，日归手术与日间手术并无太大差异，但进一步的提质增效需更加关注医疗质量安全和患者体验。

二、护理质量管理

（一）护理质量管理的定义

护理质量管理是按照医疗护理规律和有关法律规范要求，按照科学的管理理念或模式，采用计划、组织、协调和控制的方式对构成护理质量的各个要素进行管理，以保证护理服务达到规定的标准和满足服务对象需要的活动过程。简而言之，护理质量管理则是对提供护理技术和专业服务的效果和程度的判断。

（二）护理质量管理的意义

护理质量是医院质量的重要组成部分，是衡量医疗服务水平的重要标志之一，是反映整个医疗质量水平的缩影；护理质量的高低不仅取决于护理人员的素质和技术，更直接依赖于护理管理水平，尤其是护理质量管理的方法。科学、有效、严谨、完善的护理质量控制方法是保证护理质量的基础，也是提高护理质量的重要措施。

（三）护理敏感指标定义

护理敏感质量指标的测量是护理质量管理的前提，准确的指标数据是质量改进的基础。利用护理敏感指标可以科学、客观地评估临床护理质量，从而促进护理服务的规范化和标准化。美国护理协会最早于1996年提出了护理敏感指标的概念，并将其定义为能捕获最影响护理质量和护理结果的指标。

（四）护理质量管理团队和管理指标

1.成立护理质量管理团队

病房护理质量管理小组包括护士长、责任组长、总办护士、质控护士、医院感染管理护士等，由护士长统一管理，相互协作分工完成月度/季度/年度护理质量管理工作，严格掌握质量标准，正确评价护理工作。质量管理小组按照国家和医院的相关要求实施病房质量管理方案，对病房人员定期集中进行业务培训和个体化指导，并对相应指标进行监督和评价反馈。

质控护士和责任组长需要对临床工作存在的问题进行及时反馈和改进，总办护士主要负责对日归手术交接文书、每日护理病历的核对，医院感染管理护士负责检查、督促与感染控制相关护理制度的落实，护士长对质量关键环节和核心制度进行监控。护士长在每月、每季度、每年度定期进行病房质量考核结果分析，组织质量管理小组或全科护理人员进行项目汇报与讨论分析、持续质量改进。

2.护理质量核查指标

以四川大学华西医院日归手术病房的年度护理质量管理指标核查为例，包括了基础考核内容、专项考核内容。基础考核内容为：优质护理暨责任制整体护理、护理操作、护理文件书写、护理满意度；专项考核内容包括：身份识别和查对制度、手术/转科交接、毒麻药品和无菌物品管理、不良事件管理、交接班管理、跌倒风险管理、管道管理、压力性损伤管理、静脉血栓管理、抢救车管理、基数药品管理、医嘱执行质量考核等；其中日归手术专项管理内容包括爽约率、当日手术停台率、首台准备延迟率、非计划过夜率、健康教育落实率等。核查频次中，抢救车、无菌物品、毒麻药品管理需每月进行质量评价，其他则根据科室情况，一年不少于3次即可；若发生不良事件（如跌倒、非计划性拔管等），可适当增加质量管理频次。护理管理者需根据日归手术专科特色，设置护理质量指标内容和评价时间点，以提升护理质量管理效果。

3.护理质量敏感指标

护理质量敏感指标能比较敏感地反映护理专业对患者健康结局影响的程度，对于护理敏感质量常使用SPO三维质量结构模式，该模式是护理质量管理的经典工具。

结构指标是指对物资资源、人力资源、组织结构在照护中的作用进行评价的指标。床护比是体现护理人力资源配置的一个重要指标，有学者指出，护理人员资源配置与住院患者的死亡率、院内感染发生率和不良事件的发生率等具有明显的相关性，是决定护理工作质量的重要因素。日归手术床位周转率高，护理工作量也比较弹性，合理的床护比可为日归手术护理质量安全的保障提供坚实基础。

过程指标主要是指对护理过程进行的评价，完善的过程指标会对结果产生积极的影响，全面、有效、细致的过程指标是监控结果指标的关键。准确判断术后患者的疼痛状况可以达到有效管理和减轻术后患者疼痛的目的，对于加快患者的术后康复具有重要意义。患者术前肠道准备合格率、护士及时发现患者病情变化率、患者教育知晓率、患者身份核查准确率等均体现了护理安全管理的重要性，这几项指标对保障患者院内和院外的医疗护理质量安全具有重要作用，突出了日归手术护理安全管理的重要性。术前肠道准备的合格率及手术，资料完善率直接影响患者是否能按计划手术，日归手术患者一旦无法按计划手术将会造成手术室、病房、患者等多方面的资源浪费，故患者能否按计划手术在日归手术护理质量管理中是非常重要的。

结果指标主要是对患者的结局进行相关的评价。结果指标包含了对患者健康教育满意度、随访完成率、患者满意度和出院准备率的评价。其原因为：①日归手术患者在当天就要出院，但出院并不意味着病情的完全康复，及时、准确、完备的出院后随访可以保障患者出院后的医疗护理质量与安全，其在日归手术中也是尤为重要的。②随着近年来人们对医疗服务的需求增长，患者满意度已逐渐成为评估护理工作质量的重要指标。③出院准备率可以反映日归手术患者在多大程度上准备好了出院，是对日归手术护理在患者住院时和出院后服务的总体评价，是一个创新性的日归手术专科特色指标。

基于SPO理论构建的日归手术护理管理敏感指标体系，不仅可以科学、规范、客观地评价日归手术护理质量，同时还可为日归手术护理质量管理工作的持续改进提供有证可循的专业依据，详见表4-2。

表 4-2　基于 SPO 的日归手术敏感指标体系

一级指标	二级指标
结构维度（S）	床护比
	疼痛评估准确率
	患者术前肠道准备合格率
	病情变化识别率
	患者教育知晓率
过程维度（P）	患者身份核对准确率
	手术资料完善率
	对患者的关爱与交流满意度
	转科交接准确率
	早期活动实施率
结果维度（O）	患者健康教育满意度
	患者出院准备率
	随访完成率
	患者满意度

（五）定期分析讨论

应定期对日归手术中心发生的护理医疗纠纷及严重不良事件进行分析讨论，严格与绩效考核挂钩，对质量安全问题实施问责，严格按照医疗缺陷进行处理。针对其中暴露的系统问题不断进行改进，对典型问题通过通报、展板宣讲等形式进行警示教育。

（六）护理质量考核指标意义

随着日归手术的发展，为构建一个安全、有效、优质、以患者为中心的日归手术服务中心，满足人民群众多层次、多样化医疗服务需求，从不同维度来对日归手术进行总体评价越来越重要。在日归手术的运行管理中引入护理敏感指标，可对实现这些目标起到重要作用。为不断提高医疗服务质量，今后需要更加深入研究日归手术护理指标。

（张雨晨　蒋丽莎）

第三节　日归手术的人员和术式授权管理

一、授权管理与医疗质量及安全

授权通常是指将权力授予下属以完成特定的任务，被广泛应用于企业管理、服务工作中。在医疗服务的过程中，由于患者疾病存在不确定性、医疗救治的时效性、专科专业的独特性，若对患者的诊疗活动采取集中统一的模式势必会严重脱离临床实际，故需为每位医生授予绝对的权力以确保为患者提供所需的医疗服务，称之为医疗授权。

医疗授权管理已在国内外发展多年，随着医疗技术的高水平发展以及综合医院专科的细化，医疗授权势必将走向更为精细化和专业化的方向。日归手术是医疗技术发展的产物，在缩短住院时间的同时，通过精准的医疗授权，保证各级医生的临床技能水平与其开展项目相匹配，可以成为提升医疗质量、保障患者安全的重要手段。

二、日归手术的人员和术式授权管理

1.授权的组织管理

根据《医疗技术临床应用管理办法》《医疗机构手术分级管理办法》及《暂行规定》的要求，在医院医疗质量管理委员会下设立手术/医疗技术临床应用管理专委会，由院长担任主任委员，成员包括职能部门、临床医技科室负责人，下设办公室，办公室设在医务部。

专委会负责日间/日归手术的授权管理工作。其中日归手术授权管理包括：①制定医院内日归手术的授权方式。②建立日归手术目录，明确授权条件。③建立日归手术术式和人员的授权流程。④加强日归手术质量监督管理，建立医生动态授权评估机制。召开授权工作会议，须有三分之二以上委员参加方能举行，且取得三分之二以上参会委员赞成意见方能生效。

2.日归手术的人员和术式基本授权条件

日归手术的人员和术式授权条件包括：①经过专业、规范的培训，临床经验丰富，具备识别危重症患者及处置能力。②取得相应手术/医疗技术资格授权。③高年资主治及以上医生。④手术质量高，既往发生手术并发症、非计划再次手术、因手术导致的投诉纠纷等负性指标少。⑤医德医风良好，具备较强的医患沟通能力。⑥已获得授权并能熟练开展该术式的日间手术。日归手术的授权需授权到个人的具体术式。

3.授权流程

申请日归手术的具体授权流程如下。

（1）由拟申请人填写申请表（见表4-3），并提供佐证材料。具体包括申请人的基本信息及临床工作经历、申请术式明细等。同时提供在上级医生指导下作为主刀医生已完成该术式的患者基本信息（包括手术日期、患者姓名、登记号、手术名称、术式级别、主刀医生）。若开展介入类等放射相关手术，还需取得放射工作人员证；若为高风险医疗技术，需先取得相关资质授权。

表 4-3　四川大学华西天府医院日归手术准入申请表

科室：	姓名：		工号：
职称：	获得时间：		联系电话：
工作开始时间：	临床工作经历：		
目前手术级别：			
拟申请主持　级日归手术，具体术式（可附表）：			
科室评价	手术并发症发生情况	非计划再次手术发生情况	因手术原因导致的投诉与纠纷情况
科室评估意见： 科室管理小组签字： 年　月　日			
麻醉手术中心意见： 负责人签字： 年　月　日			
日间手术中心意见： 负责人签字： 年　月　日			
医务部评估意见： 负责人签字： 年　月　日			
手术/医疗技术临床应用管理专委会审核意见： 负责人签字： 年　月　日			

（2）科室管理小组对申请人技术能力进行评估，主要围绕既往手术并发症发生情况、非计划再次手术发生情况和纠纷投诉情况等内容展开。

（3）同时请麻醉手术中心和日间服务中心专家评估。

（4）医务部核查其资质及手术情况，初筛是否符合授权标准。

（5）报手术/医疗技术临床应用管理专委会，经专委会专家讨论后授权通过。

4.授权后的监管

授权后采用"有进有出"的动态授权模式，不采用终身制。医生获得日归手术相应技术授权后，纳入医生技术档案统一管理。医生技术档案包含医生的所有技术授权情况及相关材料，包括其手术级别、高风险技术、限制类技术、日间/日归手术术式等，确保医生授权的可查询性和连续性。

日间医疗质量管理小组通过医院信息系统对日归手术进行事前、事中、事后的全过程监管，即严格限制手术排程，不得越级或无授权开展日归手术；不定期抽查当日手术开展情况；定期整理分析手术数据，并及时追踪管理。依据监管情况，对医生技术能力进行再评估，并将结果存档于医生技术档案。针对评估结果较差或存在医疗不良隐患的医生，若经手术/医疗技术临床应用管理专委会讨论不具备继续开展该级别或该术式能力，则取消该医生日归手术授权，待具备相关能力后再进行授权。

（陈珍妮　赖诗敏）

第四节　日归手术的质量评价指标

日归手术患者的质量评价指标应涵盖手术前、中、后三个阶段，可以从质量安全、患者体验、成本效益、效率效能四个方面综合考虑。

一、质量安全指标

（1）手术并发症发生率：日归手术后发生与手术、麻醉相关的疾病或症状的人数占日归手术患者总人数的比例。日归手术常见并发症包括术后疼痛、PONV、嗜睡、头痛、咽喉痛、排尿困难等，偶有深静脉血栓形成（包括肺栓塞）、心肌梗死等。

（2）非计划过夜率：行日归手术的患者因各种因素在手术当日不能出院，需在医院过夜恢复的人数占日归手术患者总人数的比例。

（3）非计划再手术率：在同一次住院期间，因各种原因导致日归手术患者需进行计划外再次手术的人数，占日归手术患者总人数的比例。

（4）出院后30天内非计划再住院率：行日归手术的患者术后30天内因手术或麻醉原因引起的直接或间接并发症而住院的人数占日归手术患者总人数的比例。出院后30天内非计划再住院的主要原因为术后并发症，如内镜下胃肠息肉切除术后出血、感染，腹腔镜胆囊切除术后的疼痛、胰腺炎、胆总管结石等。

（5）外科伤口感染率：指手术后进行外科操作时所暴露的组织、器官或体腔的感染的发生率。

（6）三四级手术比例：指开展的所有日归手术中三四级手术数占总日归手术数的比例。

二、患者体验指标

（1）平均费用：平均费用=某种日归手术患者的住院总费用÷该种日归手术的患者总数。此指标可反映医疗机构对日归手术住院费用的控制情况。

（2）入院前等待时间：除去自选时间的患者以外，日归手术患者从开入院证到住院手术的平均等待时间。此指标可反映日归手术医疗机构的诊疗效率，直接影响患者的就医体验。

（3）生活和社会能力恢复时间：患者手术后恢复生活能力（如穿衣、吃饭、平地行走、如厕、洗澡等）和社会能力（工作、社交）的时间。此指标可反映日归手术对患者的术后康复、社会功能的影响程度。

（4）患者满意度：日归手术患者对手术效果、服务流程、医护人员的服务态度及水平、医患沟通能力、出院指导和术后随访的总体评价。

三、成本效益指标

（1）床占比：医院用于开展日归手术的床位数占医院总床位数的比例。此指标可反映医院在日归手术方面投入的力度。

（2）床位周转次数：在一定时期内每张床位的患者出院人数。计算方法为：床位周转次数=当月出院人数×当月天数/同期开放床日数。此指标可客观反映日归手术的床位使用效率。

（3）床日收益：每床每日所产生的效益总和，包括直接收益和间接收益。此指标可量化医院开展日归手术的经济效益，结合床位周转次数和床位使用率可为医院领导决策床位资源的再调配提供依据。

（4）日归手术总量占择期手术总量的构成比：一定时间内医院开展日归手术的总量占全院择期手术总量的比例。计算方法为：日归手术总量占择期手术总量的构成比=全院日归手术总量/全院择期手术总量×100%。此指标可反映医院日归手术的总体情况，可用于医院之间日归手术开展情况的比较。

四、效率效能指标

（1）爽约率：患者通过医护筛选完成预约后，在日归手术前一日取消手术预约的人数占总预约人数的比例。爽约率过高会影响日归手术各项工作的正常进行，造成医疗资源的浪费。

（2）当日手术取消率：手术当天因各种原因不能实施手术的患者人数占计划手术总人数的百分比，与爽约率相似，当日手术取消率的增高会造成医疗资源浪费增加。

（3）手术室使用率：手术室实际完成手术数量占手术室计划完成手术数量的比例。

（4）手术准时开台率：按计划时间开始手术数量占当日手术总量的比例，接台时间原则上不超过30 min。该指标的下降会降低手术室使用效率，延长工作时间。

（5）平均手术时间：某种手术、某位医生的手术时间＝某种手术、某位医生的手术时间总和÷该医生手术总量。此指标可以为手术精准排程提供参考数据，进一步提高手术室的使用效率。

灵活应用以上质量评价指标，并结合医疗机构实际情况进行调整，可用于综合评判日归手术的社会经济效益、医疗机构提供医疗服务的能力及患者的就医体验等，为日归手术医疗机构合理调配医疗资源、持续改进医疗质量提供数据支持。

（熊珊　邓宇）

第一节　日归手术患者入院前护理评估管理

入院前是指拟行日归手术的患者从预约手术至办理入院的那段时间。患者在门诊就诊时，由专科医生进行评估，对符合日归手术准入标准的患者，医生会为其在HIS进行手术预约，开具入院证、术前检查，预约术前麻醉评估，确定手术时间。该阶段的管理包含以下三个方面。

（一）个体化健康评估

针对患者情况进行个体化的护理评估，询问患者的既往史、用药史、过敏史、跌倒史、自理能力、家庭支持等，从而评估患者是否存在影响日归手术的相关因素，并进行相关病种的日归手术健康宣教。

（二）检查情况评估

医护人员应在排程前及时评估日归手术患者检查完成度及各项身体指标合格情况，该过程由医患双方共同完成。

（1）患者根据手术时间完成相关检查，并可在日间手术全流程管理系统（以下简称"全流程系统"）患者端查询待做的术前检查是否完成，确认完成后，按预约时间到达病房，完成日归手术。全流程系统将在术前1周（7天）及术前3天定时为患者推送完善术前检查的提醒，包括人工智能语音提醒及相关图文信息推送。

（2）医务人员通过全流程系统追踪患者的检查完成进度及审核患者的检查报告。如检查有异常或检查未完成，医务人员会通过系统评估后标注审核意见，指导患者进一步完成相关检查或暂停手术，如检查结果异常会提醒患者手术已经取消，需前往门诊专科医生处再就诊，此时全流程系统会显示"审核未通过，手术取消"。审核通过后系统会以短信的形式通知患者，提醒患者手术时间、地点、带齐术前所有纸质版报告并对患者进行专科术前宣教，以上步骤完成后，信息会自动反馈到全流程系统，显示"已评估"。日归手术患者检查完成度及各项身体指标合格情况的评估流程见图5-1。

（三）精准排程评估

为减少日归手术院前取消率，预约处工作人员会协调患者和手术医生意愿和时间，做到精准排程。精准排程涉及手术量精准管控和患者精准排程。手术中心基于大数据精准计算手术医生手术量，确保日归手术患者足够的术后观察时间。

手术前一天排程中心对次日患者进行手术排程。排程前会与患者"一对一、点对点"沟通，确认患者来院时间，若不能如约前来，医务人员将根据患者意愿进行改期或取消手术；若患者能如约前来，则将进入等待住院期间管理阶段。

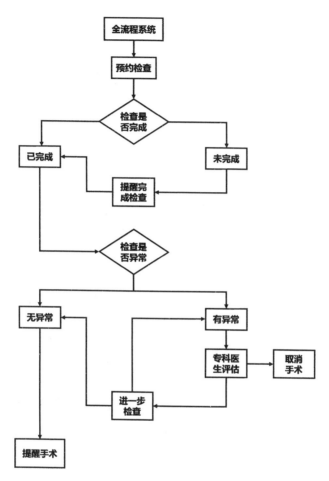

图5-1 日归手术患者检查完成度及各项身体指标合格情况评估流程

（戴 燕 黄明君 牟 敏）

第二节 日归手术患者入院前护理管理

基于日归手术周转极快的特点，由病房入院处护士专职进行已排程患者入院前管理，以降低院前取消率和停台率。

（一）患者动向管理

做好患者评估和排程管理工作（见日归手术患者入院前护理评估管理），以降低院前取消率和停台率，针对患者特殊突发情况，如患者感冒、堵车不能按时到达病房等情况做出及时处理。日归手术常见院前取消、停台原因及处理措施见表5-1。

表 5-1　日归手术常见院前取消、停台原因及处理措施

原因	处理措施
上呼吸道感染	日间手术预约处护理人员通过与主治医生沟通，了解患者身体状况，重点关注其体征和术前检查
处于经期	女性患者在入院时完善病历资料、积极询问相关病史，以避免因月经来潮所致的手术停台
担心手术风险	做好心理指导，消除患者对疾病未知感到的焦虑，提升患者对疾病的认知，了解日归手术的重要性
基础疾病（高血压、糖尿病等）	加强评估及术前用药、饮食指导
术前检查不充分	通过全流程系统推送信息，同时工作人员电话指导患者前往门诊完善检查
全麻前未禁食禁饮	加强健康宣教，强调禁食禁饮的重要性
肠道准备差	评估患者洗肠液耐受程度，必要时根据医嘱更换洗肠液
临时有事/未按时到达	与患者联系取消手术或改期，同时安排下一台手术患者补缺

（二）患者健康教育

（1）向患者和家属讲解疾病的相关知识以及治疗方法和治疗效果，使之能够了解该疾病，并做好充分的心理准备。

（2）介绍入院前准备：术前禁食禁饮方案（根据患者手术时间和

类型个体化制定术前禁食禁饮方案）、是否需要家属陪同、需携带哪些用物等。

（3）向患者介绍日归手术和日间手术的异同、出院后注意事项及异常情况紧急处置流程等。

（戴燕　黄明君　车敏）

第三节　患者教育全流程管理

许多外科手术患者会存在不同程度的术前心理应激反应，主要表现为焦虑、恐惧等。有研究指出，术前焦虑的发生率为11%～80%，且随着手术临近患者的焦虑程度会越严重。因此，开展全程患者教育管理，减少患者负性情绪，帮助患者以良好的心理状态接受手术尤为重要。

传统的健康教育是从患者入院后开始，日归手术患者入院时间短，手术量大，单位时间内医护人员集中宣教内容多，患者需要了解、掌握、记忆的知识多，极易出现安全风险和护理不到位的情况。为了提高日归手术的医疗护理质量，精准和高效的健康教育非常重要。四川大学华西医院已有科室建立了移动医疗患者信息技术全流程管理，不但能满足患者需求，也能节约护理人力资源。

一、入院前

1.全流程信息化管理

患者前往门诊就诊时，门诊医生为患者开具入院证并结合患者需求为患者预约手术日期，同时将手术时间的短信以及健康教育网页链接发送至患者预留手机号，减少患者在医院内各部门之间的行走时间，减轻患者就诊当天的身体疲劳。

2.全流程医护信息共享

医生为患者开具入院证后，移动医疗医生端和护理端口会出现患者病情信息以及联系方式，医护人员可以全流程查看患者术前检查完成情况、麻醉评估情况等信息。如患者有遗漏检查或者检查指标异常，预约护理岗位会在手术日前指导并协助患者完成术前检查，并汇报医生协同处理异常检查结果。

3.全流程健康教育指导

利用移动医疗信息网络为患者分时间节点推送健康教育信息，并监测患者术前准备情况，进行形式多样的健康教育指导，如语音电话、网页链接动画、PPT、人工指导等，以减轻患者焦虑心理状态。

4.医护合作，职责明确

患者完成所有术前检查后，手术医生可在移动医疗端或者电脑端再次复核患者术前检查结果，通过审核后，患者进入手术排程系统确定排程；如不通过，通知患者观察或者接受其他治疗。

二、住院中

1.入院宣教

在日归手术患者进入病房入口处设置接待和指引护士岗位，入院接待护士举止端庄，态度温和，主动问候患者及家属，使用合适的肢体语言，协助患者安全到达病床，等待手术。责任护士尽快到所管患者床旁，行简单清楚的入院宣教，内容不宜过多，主要包含术前饮食的注意事项、环境介绍、床档及呼叫器的使用、预估手术时间等，消除患者及家属恐惧和疑虑的情绪，及时简短的入院宣教有助于缩短护士与患者的距离，建立轻松友好的护患关系，让患者和其家属到病房后感受到护士的工作态度严谨认真，又不失温暖。

2.术后宣教

患者手术结束回病房后护士应即刻到患者床旁和手术室工作人员交接患者术中情况。为患者测量生命体征，询问患者感受，安慰和鼓励患者，如肯定局麻患者在术中的配合，完成手术。即刻对患者行健康宣教，包含饮食宣教、病情观察、出现异常情况的呼救等内容。

3.出院宣教

观察到患者病情平稳，可以出院康复时，应在出院前行出院宣教。出院准备知识传递技巧应包括注重倾听和回答、保持对个人信念和价值观的敏感、安排便于家属参加的时间、着重于减低患者的焦虑、建立信心、增加患者对出院准备度的感知，推荐使用口头和书面相结合的形式。出院宣教内容包含出院后的相关护理、异常情况观察及非计划就诊和手术的绿色通道介绍，让患者和家属出院后得到延续护理，并为患者预约复诊号等。

4.形式多样化

院中健康教育贯穿于护理活动中，如入院接待、护理评估、进行护理操作、巡视病房时见缝插针，多倾听、反馈或借助移动医疗信息使健康教育形式多样化；术前、术后没有特殊界限，个体化及形式多样化的反复宣教，有助于取得更好的宣教效果，保障患者术后安全。

三、出院后

出院后的随访是再次健康教育的时机，且有效的随访对控制患者并发症、提高患者依从性、改善患者及其家属自护行为、提高患者生活质量及满意度都有一定作用。四川大学华西天府医院日归手术病房根据病情医护一体化制定了随访计划，包括随访时间、内容、频次。

1.随访的方式

利用移动医疗信息网络在患者术后24 h内完成出院后第一次随访的信息推送及语音电话回访，当患者均不应答，则进行人工电话回访，通过多种方式的随访，大大减轻随访工作岗位的工作量。

2.随访的人员

周一到周五固定一名护士负责预约、手术排程、随访工作，周末和下班时间由病房护士共同承担咨询随访工作。病房配置的手机，为24 h咨询电话，每位护士轮流携带手机，每人一周，轮流值班，24 h无缝隙回答患者各类咨询问题，全程无缝隙管理。

3.绿色通道建立

若患者出现并发症或危急情况，随访人员与主刀医生或各个专科住院总医生联系，通过医院绿色通道优先收治，以保障患者术后医疗安全。

4.随访管理

日归手术医护团队每天一起交班，除常规病情交接外，还设置预约随访、咨询、排程交接内容，一体化管理院前、中、后事务管理，构建流程优化、医疗质量高效的日归手术团队。

四、小结

日归手术流程紧凑，有限的接触时间和快速的手术治疗流程已成为制约护士实施术前健康教育的因素。患者教育全流程管理应包含日归手术患者在各流程节点进行多方面、多途径的健康教育管理。这些节点包括患者门诊就诊、术前检查、麻醉门诊评估、术前宣教、术中配合、术后观察、回家康复、异常情况的识别、复诊。健康教育形式多样化，包括移动医疗信息的短信推送、微信公众号服务、语音电话、24 h

在线咨询服务、日归手术患者回家后绿色通道的建立、医护一体化管理等。

（戴燕　赵晓燕）

第四节　日归手术病房管理

日归手术的开展是中国日间手术的升华，是在保证质量和安全的前提下对日间手术模式进行改变，当日入院、当日手术、当日出院，可使现有有限的医疗资源得到最大化使用，同时也让患者有更好的就医体验。因此，必须建立一系列更加规范的日归手术病房管理措施，才能有效保障护理质量与安全，快速推进日归手术的发展。

一、病房环境管理

（一）设置及构成

1.基本配置

日归手术病房基本同常规病房配置，由护士站、床单元、医护办公区域、公共活动空间以及其他辅助用房构成。其特别之处是与日归手术室邻近，保持较短的接送距离，便于患者的快速转运和突发状况的处理，降低医疗安全隐患。

2.床位数量

床位数量设置应遵循与日归手术量相匹配的原则，综合考虑手术类别、手术级别、日归手术间数量等。

3.收治分区

由于日归手术周转迅速，根据当日患者出入院交替情况、床单位医院感染防控管理要求等情况，合理收治患者。

（二）管理原则

环境管理从患者角度应有利于促进身心康复，从医护角度应提高治疗效果、保证患者安全。

（1）日归病房人员包括手术医生、病房医生、护士、患者、家属等，人流量较大且流动较快，应合理设置通道，方便人员进出。

（2）病房环境应当保持安静、整洁、通风良好，制作标准化的疾病集束护理操作规范，合理安排操作时间，根据患者的生命体征调节最合适的仪器报警范围和报警音量，合理调配病区各时段工作内容，平复病区高峰时段患者电铃呼叫，在保障患者安全的前提下营造安静的病房环境。保持适宜的温湿度，合理设置房间内桌椅、电视、柜椅摆放，并在走廊、卫生间设置扶手，确保患者安全。对病房内的物品按其使用频率分类放置，使物品取用更方便、快捷。

（3）环境管理应符合医院感染管理要求，定期对病房进行清洁消毒，并强调医护人员手卫生。

（4）设专人加强对病房内设备的维护和管理，后勤部门员工与临床科室对接，及时检查维修，降低仪器、器械等产生的噪声，建立病区设施巡查制度，每周对全科室的设施设备、仪器进行巡检和排查，做到及时发现、及时维修，确保设备正常运行，避免设备故障。

二、病房中患者管理

（1）患者入住病房后，应严格遵守病房规章制度，配合医务人员的评估、检查和治疗活动。

（2）患者入院后，护理人员按护理级别对患者提供全程优质护理服务。

（3）患者出入病房应有监测和记录，保障患者在院期间的安全。

（4）按照身份识别制度和查对制度要求，正确佩戴患者腕带，使用患者"姓名"与"登记号"两种方式识别患者身份。

（5）严格管理不良事件，做好预防跌倒/坠床、非计划性拔管、深静脉血栓的健康宣教以及预防措施，避免不良事件发生。发生不良事件后应按照相应规定进行上报和处置。

（6）围手术期观察患者病情变化，遵医嘱用药和护理，早期管控术后疼痛，严密观察并发症，指导患者早期进饮、进食和康复活动。

（7）对患者实施多种形式和途径相结合的健康教育，加强患者对疾病认知，提升自护能力，提高患者就医体验。

三、陪伴管理

陪伴人员可为患者亲友或职业陪护人员。为了保证患者的陪伴质量和安全，应规范陪伴管理制度，明确对陪伴时间和陪伴人员的要求，加强陪伴人员的教育和培训，提高其服务质量，增强其安全意识。提供必要的陪伴设施和服务，能为患者的亲友提供便利和舒适。

四、护理人力资源管理

护理人力资源管理是日归手术病房管理的重要环节，它关系到患者的护理质量和安全。为了确保护士的素质和服务质量，应为护士营造学习氛围，结合护士自身特长做长远职业生涯规划，建立健全护士技术档案，包括个人简历、学历、资历、学术论文、考核成绩、技术职称、奖惩记录等。

（1）护士原则上优先选用具有外科护理经验的人员。

（2）加强护士的培训和教育，提高其职业素质和护理技能。

（3）加强护士的管理和监督，定期和随机相结合考核护士，考核结果与护理绩效呈正相关，体现护理管理公平、公正、科学的原则，规范护理行为，提升护理服务质量。

（4）排班应考虑手术种类、数量和每日周转的情况，弹性动态调整人力配置，确保患者的护理需求得到满足。

五、护理质量管理

护理质量管理直接关系到护理工作的正常运行和患者的康复效果。

1.建立质量管理团队

病房成立护理质量管理小组，成员包括护士长、责任组长、办公室护士、质控护士等，由护士长管理，相互协作，分工完成护理质量管理工作。护理质量管理小组结合国家、医院的质量管理相关要求，讨论制定本病房评价方案，制定质量指标，进行日常培训、核查、监控，进行评价反馈。对病房人员定期进行集中业务培训和个体化指导，严格按要求执行日归手术各项制度规范。护士长在每月、每季度、每年度召集护理质量管理小组或全科护士对病房质量考核结果进行分项目汇报与讨论分析，采用 PDCA 循环、追踪法等质量管理方法制定改进措施，保证护理质量的持续提升。

2.建立护理质量评价指标

建立明确的评价标准，可以帮助医护人员理解和掌握自己的工作标准和目标，这需要病房结合自身实际情况，规定一系列具体的评价指标，并制定评分标准，这些指标可以包括但不限于责任制整体护理、护理文书质量、护理和患者满意度、查对制度执行、手术交接、药物管理、不良事件管理、健康教育落实率等，评价指标的制定应以患者为中心，多维度、全方位考评护理工作。

（戴　燕　王　露　赵晓燕）

第五节　日归手术护士综合素质培训管理

护理质量直接关系患者的生命与健康，而护士的综合素质是保证护理质量的关键，定期进行理论知识及技能培训对提高护士的综合素质有重要作用。日间手术中心在护理部设定的教学管理体系上，根据日归手术的特征，制定教学培训计划和方案，进一步细化日归手术护士的培训管理内容。

一、三级教学管理架构

1.一级教学管理

由教学护士长负责培训护理质量管理小组的构建，制定培训计划、方案、大纲和考核办法，每年对教学工作进行自查，定期组织开展教学沟通会。

2.二级教学管理

由临床总带教老师负责组织教学计划的具体实施，组织完成考核工作，做好培训工作记录，完成培训效果评价，发现教学问题及时反馈给教学护士长。

3.三级教学管理

由临床一对一带教老师负责对各层级护士日常工作和操作技能进行督导，加强与各层级护士的日常沟通，及时将各层级护士的动态反馈给总带教老师。

二、综合素质培训管理

（一）分层级能力培训

为保证临床护理质量，有效利用护理人力资源，促进护士专业能力提升，对护士进行分层级能力培训。分层培训是依据护士的实际差异，运用分层施教方法，促使护士能胜任岗位工作，并使其逐步发展的教学方法。分层培训可以激发不同层级护士的积极性、主动性，可显著提高护士的软技能及综合能力，更好地适应临床发展。

1.分层依据和标准

（1）任职年限。

（2）工作年限。

（3）专业技术职称。

（4）岗位胜任能力。

2.各层级划分

（1）1～2年级护士。

（2）3～5年级护士。

（3）6～9年级护士。

（4）10年级及以上护士。

（二）日归手术护士综合素质培训及考核

1.培训目标

各层级日归手术护士培训目标见表5-2。

表5-2 各层级日归手术护士培训目标

层级	培训目标
1～2年级护士	通过培训，提高1～2年级护士专业素质及综合素质，使其具备以下能力： （1）掌握基础护理操作技能，熟悉专科护理操作技能 （2）掌握基础护理理论知识，熟悉日归手术专科理论知识 （3）了解危重患者抢救知识与技能 （4）熟悉日归手术工作流程及内容 （5）了解并熟悉护理程序的运用，能在护理组长或代组长的指导下运用护理程序对患者实施整体护理，为患者提供优质护理服务 （6）掌握日归手术护理文书书写要求 （7）在临床工作中，培养临床批判性思维能力、应急处理能力 （8）培养人际交往及沟通交流技巧 （9）培养良好的职业道德和价值观
3～5年级护士	通过培训，提高3～5年级护士专业素质及综合素质，使其具备以下能力： （1）进一步强化基础护理操作技能，掌握专科护理操作技能 （2）掌握基础护理理论知识，掌握日归手术专科理论知识 （3）掌握危重患者抢救知识与技能 （4）掌握日归手术工作流程及内容 （5）能独立承担责任护士工作，熟练运用护理程序对患者实施整体护理，为患者提供优质护理服务 （6）逐步提升分析问题、解决问题的临床批判性思维能力、预警能力及应急处理能力 （7）培养共情能力，具备一定沟通交流技巧 （8）培养临床教学意识与能力，逐步掌握临床教学的主要方法，参与科室带教 （9）能查阅有关资料文献，熟悉专科领域新业务、新技术，了解循证护理实践

续表

层级	培训目标
6~9年级护士	通过培训，提高6~9年级护士专业素质及综合素质，使其具备以下能力： （1）熟练掌握基础护理操作技能及专科护理操作技能 （2）掌握日归手术专科理论知识 （3）掌握危重患者抢救知识与技能 （4）能独立承担责任护士或代组长工作，熟练运用护理程序对患者实施整体护理，为患者提供优质护理服务 （5）具备分析问题、解决问题的临床批判性思维能力、预警能力及应急处理能力 （6）具有一定的计划统筹能力和沟通协调能力 （7）具备一定的教学能力，参与科室带教 （8）能查阅有关资料文献，熟悉专科领域新业务、新技术，参与临床科研工作 （9）逐步参与科室管理工作
10年级及以上护士	通过培训，提高10年级及以上护士专业素质及综合素质，使其具备以下能力： （1）熟练掌握基础护理操作技能及专科护理操作技能 （2）完全掌握日归手术专科理论知识 （3）掌握危重患者抢救知识与技能 （4）能独立承担组长或代组长工作，熟练运用护理程序对患者实施整体护理，为患者提供优质护理服务 （5）具备分析问题、解决问题的临床批判性思维能力、预警能力及应急处理能力 （6）具有较好的计划统筹能力和沟通协调能力 （7）具备较好的临床教学能力，参与科室带教工作，择优担任实习、规培、进修护士的总带教工作 （8）能熟练查阅有关资料文献，掌握专科领域新业务、新技术，具备一定的科研能力 （9）参与科室管理工作

2.培训方式

（1）岗前培训。

（2）理论培训。

（3）临床实践培训。

（4）操作技能培训。

（5）情景模拟演练。

（6）教学能力培养。

（7）科研能力培养。

（8）管理能力培养。

3.培训内容

（1）岗前培训：根据《四川大学华西医院护士岗前培训规范》要求，岗前培训内容包括科室基本情况、医院感染知识、安全及消防知识、执业安全知识、核心制度、应急预案、学习计划及要求等。

（2）理论培训：培训内容包括日归专科疾病理论知识、急危重症理论知识及医院感染知识等。

（3）临床实践培训：培训内容包括工作流程、工作内容、电子病历、护理程序运用、护理文书书写、临床批判性思维、预警及应急能力、职业道德、职业价值观、人际关系与沟通交流技巧等。

（4）操作技能培训：基础护理操作技能、专科操作技能、危重患者抢救技能。

（5）情景模拟演练：情景设计，角色扮演，模拟演练临床真实案例。

（6）教学能力培养：开展教学查房，采用多种教学方法提升教学质量。

（7）科研能力培养：参加医院、护理部及科室开展的科研相关理论知识学习。

（8）管理能力培养：根据护士年资层级逐步参与科室管理工作，

参加院级管理能力培训。

4.培训要求

各层级日归手术护士培训要求见表5-3。

表 5-3　各层级日归手术护士培训要求

培训对象	培训内容		培训频次
各层级护士	专题讲座		每月一次
	护理查房	业务查房	每月一次
		管理查房	每月一次
		教学查房	每季度一次
	操作培训		每月一次
	应急预案演练		每季度一次
	病案讨论		每年至少两次
	医护一体化培训		每月一次

5.培训计划制定

每年护士长、教学护士长组织总带教老师结合上一年在教学工作中存在的主要问题、病房各层级护士提出的意见与建议，对病房培训方案、大纲、教学计划、考核办法进行修订，确保培训工作在医院总体培训要求的原则下，既符合病房专科实际情况，适应护理专业与本专科科室发展需求，又能尽量满足各层级护士自身合理的要求。

6.考核计划制定

分层级制定相应的理论及操作考核计划。

（1）10年级以下护士每季度进行一次操作考核，每年进行一次理论考核。

（2）10年级及以上护士每年进行一次操作考核及一次理论考核。

（3）各层级护士每年按计划完成核心制度及应急处置技能考核。

三、师资管理

1.培训原则

对于师资培训，应采用针对性、系统性、自主性原则进行相关培训。

2.培训内容

（1）科室制定师资培训计划，培训内容主要为专业知识技能、教学方法、教学技能等，形式包括理论讲授、小组讨论、案例教学等。

（2）科室按要求选派师资参加病区及护理部层面的师资培训，提高科室教学能力。

（3）科室选派师资参加高校教师资格证培训并取得高校教师资格证。

（4）科室选派师资参加专科护士培训并取得专科护士资格证。

（5）科室选派师资参加国际、国内学术会议，提高科室业务及教学能力。

（朱　敏　龙小清　戴　燕）

第六节　日归手术社区一体化培训及管理

为进一步保障日归手术患者术后的医疗质量和安全，提高日归手术患者术后满意度，我国正不断搭建以医院为核心，各社区卫生服务中心（下称"社区"）为基础的日归手术"医院–社区"一体化合作平台，形成日归手术"医院–社区"一体化合作机制，建立医院与协作社区的连续性协调服务，开展医院和社区的双向转诊，实现医院和社区的无缝化连接。

（一）建立社区医护人员培训机制

日归手术中心根据日归手术开展现状和患者转诊需求，制定社区基层医疗卫生机构医护人员培训方案，培训老师由四川大学华西医院日归手术中心医生、护士及伤口治疗中心伤口治疗师担任，培训地点为各社区卫生服务中心。

1.培训方式及时间

（1）集中授课：由日归手术中心安排专人计划、制定授课内容、授课老师、授课时间及地点，对相关社区医护人员进行集中培训，时间为每月1次。

（2）日归手术中心参观学习：安排社区医护人员到日归手术病房、预约随访处进行参观学习，时间为每半年1次、每年2次。

（3）伤口治疗中心实践学习：安排社区医护人员到伤口治疗中心实践学习，专职伤口治疗师对其进行专业指导，学习时间为2～4周。

2.培训内容

对社区医护人员的培训内容包括国内外日归手术的兴起与发展现状，四川大学华西医院日归手术模式建立、实施流程与效果，日归手术治疗的常见疾病及手术指征，日归手术患者的围手术期护理，日归手术常见手术并发症及处理，伤口治疗及护理基本知识等，进一步提升社区医护人员对患者术后的服务能力，保障日归手术患者术后的医疗质量和安全。

3.培训效果反馈

每次培训后采用问卷星形式对社区医护人员进行问卷调查，了解培训效果，并根据反馈的问题调整、制定下一次培训计划。

（二）建立双向转诊机制

（1）转诊登记制度要求转出方对转诊患者进行登记备案，填写转诊登记单，一式两份，一份转出方留存，另一份随同患者转入社区或其他医院，以供社区或其他医院了解患者手术相关情况。为使转诊登记制度落到实处，避免转诊登记单丢失给工作带来不便，转出方填写转诊单后应同时给予对方电话告知。

（2）转诊双方在患方知情同意的情况下，执行双向转诊流程，社区可将适合日归手术的患者转到医院，医院也可将术后需进一步治疗观察的患者转至社区。

（3）社区在上转患者过程中，应尽可能提供前期患者所有诊疗信息；医院在下转患者时，可将患者治疗诊断、愈后评估、辅助检查及后续治疗、康复指导方案提供给社区。

（4）社区转诊患者时需先通知医院，医院做好接诊准备后，将接诊科室名称、院内位置、注意事项等信息反馈给社区。

（5）日归手术中心继续跟踪回转社区患者的后续治疗，与社区人员充分沟通，进行必要的业务指导。

（6）社区接收到来自日归手术中心的日归转诊患者，需参照日归手术中心制定的治疗方案和术后护理指导为患者提供治疗、护理服务，并根据日归手术特点提供患者出院后的后续服务，如拆线、伤口护理、复诊预约等，如出现无法处理的疑难状况，社区医护人员可通过电话联系日归手术中心，在相关医生的指导下进行临时处理，必要时通过绿色通道转至医院相应科室。

（三）建立转诊患者随访制度

社区医护人员接收到所在辖区患者手术信息后，在患者手术后的24 h内主动为非住院患者提供至少1次的电话随访服务，或根据患者需求提供家访和门诊服务；对下转社区住院的日归手术患者，自社区出院后的第1天，社区应进行至少1次的电话随访服务。

1.随访内容

（1）常规随访内容：患者术后饮食、活动、生活能力及心理恢复情况，是否有恶心呕吐、头痛头晕、伤口出血、感染等情况。

（2）个体化随访内容：针对病种询问患者术后情况，如腹腔镜胆囊切除手术是否有腹痛，发热，皮肤、巩膜黄染等；胃肠息肉切除手术是否有腹痛、便血等，及时发现并处理术后并发症的前期症状，避免发生并发症对患者造成伤害。

（3）患者满意度随访：询问患者对医院及社区的就医体验及满意度，针对存在问题进行反馈并改进。

2.随访问题处理

（1）一般问题：如伤口疼痛、饮食欠佳、睡眠不好等，仔细了解患者具体情况，排除其他原因后安抚患者，做好解释工作。

（2）伤口出血、感染：联系手术医生检查患者伤口具体情况，制定伤口治疗方案，如在伤口治疗中心换药、口服抗生素等。

（3）术后并发症：在随访过程中，一旦发现患者有寒战、高热、呼吸困难、严重的恶心呕吐及腹痛、腹胀等，应立即将患者召回医院，待手术医生检查确诊后，将患者收入专科病房行进一步治疗。

日归手术中心不再对社区患者进行重复随访工作，由专职人员记录患者转往社区情况，并关注社区随访反馈。

日归手术医院-社区一体化服务模式将住院护理服务延续到社区，是对患者出院后健康问题的关注和应对。构建医院、社区双向转诊绿色通道，是落实分级诊疗服务模式的具体措施，能缓解一部分社区患者看病难的问题，同时又能优化日间患者住院流程，改善患者的就医体验。对社区卫生服务中心医护人员开展学习培训，提高社区医护人员临床业务能力，让患者在社区也能获得高质量的治疗和护理，进一步保障了日归手术患者出院后的安全。

（朱　敏　雷甜甜　戴　燕）

第六章
日归手术的麻醉管理

麻醉管理在日归手术患者的诊疗活动中至关重要，在术前评估筛查、术后管理、围手术期镇痛等方面直接关系到患者能否如期手术和按计划出院等，所以，日归手术患者的麻醉管理是整个诊疗活动中的核心工作之一。日归手术的麻醉管理应该本着"四早"总体原则，即"早苏醒、早进食、早活动、早出院"，一旦患者术后恢复延迟，患者将无法按计划出院，也会影响工作效率和日归手术的开展。要做好日归手术患者围手术期管理，术后ERAS的融入必不可少。ERAS理念下的麻醉管理为日归手术安全、舒适和高效发展奠定了基础。所以，日归手术的麻醉管理，需要将个体化的ERAS理念融入术前、术中、术后整个过程。

一、麻醉门诊评估

麻醉门诊评估对日归手术的顺利开展极为重要，在患者准入方面起到最重要的把关作用。日归手术术前麻醉评估的主要目的是评估手术患者围手术期风险，优化患者术前健康状态，改善患者围手术期转归，防止高风险患者进入日归手术流程，降低患者手术风险和因麻醉原因导致的手术当日取消率。

理论上，为了保证患者如期手术当日归宅，日归手术对患者的筛选和优化比日间手术更为严格、要求更高。但是，目前并非所有日间手术均为日归模式，所以在麻醉门诊评估中仍沿用传统的麻醉评估标准。

1.评估原则及内容

（1）评估原则：日归手术麻醉评估需按计划分两次进行，首先，麻醉门诊进行评估、筛查、优化。日归手术麻醉门诊的评估系统应和择期手术保持一致。部分存在合并症的患者术前需要进行优化，通过评估结果对患者进行准入或者排除。其次，由于麻醉门诊就诊当日距离手术日存在一段时间，在此期间患者可能新发疾病，所以手术当日入院前，需进行再次确认，对存在新发疾病患者，麻醉医生手术开始前与患者进行面对面直接沟通和再评估。

（2）评估内容：主要包括三个方面，即病史、体格检查、辅助检查，具体评估内容参照住院患者的评估。对于日归手术麻醉前评估，尤其要注意辨别出患者术中可能出现的特殊麻醉问题，包括困难气道、恶性高热易感者、过敏体质、肥胖症、血液系统疾病、心脏病、呼吸系统疾病以及胃肠反流性疾病等。

2.术前药物管理

（1）持续应用至手术当日的药物：①抗高血压药及心脏病治疗药物。②抗抑郁、抗焦虑、抗癫痫等药物。③麻醉性镇痛药。④甲状腺疾病和哮喘治疗药物、皮质类固醇激素、避孕药、滴眼液和他汀类药物等。

（2）术前需要停用的药物：①手术当天需要停用的药物包括外用药、口服降糖药、血管紧张素转化酶抑制剂（ACEI）或血管紧张素Ⅱ受体拮抗药（ARB）类降压药、利尿剂（除外噻嗪类降压药）、西地那非或类似药物。②利血平类降压药术前停用5～7天，换用其他降压药。③单胺氧化酶抑制剂需要麻醉医生和相关专科医生共同会诊后决定。

（3）抗血小板药物及抗凝药：围手术期如何使用阿司匹林、氯吡格雷、华法林等抗血小板及抗凝药物及是否使用肝素桥接治疗，需充分权衡出血和血栓形成相对风险，由外科医生、麻醉医生、心内科医生等相关专科医生共同决定。

3.术前禁饮禁食

术前禁饮禁食的时间是一把双刃剑，禁饮禁食时间过短增加反流误吸风险；时间过长造成饥饿状态，对预后不利。目前禁饮禁食执行通用的"2—4—6—8"方案，有条件的患者鼓励术前2 h以上口服适量清饮料。

二、麻醉方案及监测

1.麻醉技术

全麻可广泛应用于日归手术。椎管内麻醉存在肌力阻滞、尿潴留等风险，因此在日归手术麻醉中不作推荐。神经阻滞技术可为患者提供良好的术后镇痛，可单独应用于部分四肢手术的日归手术麻醉。临床常用的是全麻复合神经阻滞，不仅可显著降低术后疼痛，减少麻醉药用量，同时也可促进患者术后早期康复，但实施神经阻滞时应注意局麻药的浓度和剂量，避免影响患者术后肢体运动功能，特别是下肢神经阻滞，需慎重选择局麻药浓度。局部浸润麻醉及MAC等也常应用于日归手术。

2.麻醉药物

日归手术麻醉药物应选用起效迅速、消除快、作用时间短、镇痛镇静效果好、对心肺功能影响轻微、无明显不良反应和不适感的药物。丙泊酚、依托咪酯、七氟烷、地氟烷等均可安全用于日归手术麻醉。对于镇痛药物，麻醉医生应根据患者情况和手术类型选择不同种类的阿片类药物，其中，阿芬太尼、瑞芬太尼等具有代谢快、不蓄积的优势，在日归手术中尤为推荐。对于肌松药物，应选择中短效非去极化肌松药，无禁忌者推荐常规肌松拮抗。PONV高风险的人群，建议使用全静脉麻醉。

3.麻醉监测

日归手术在麻醉过程中应常规进行无创血压、心电图及脉搏血氧饱和度监测，需气管插管、喉罩通气及MAC的患者应监测呼气末二氧化碳。条件允许时还可进行神经肌肉功能及麻醉深度的监测，其余监测项目可根据患者在术中的具体情况采用。

4.气道管理

气道管理通常可选择气管插管、喉罩作为通气装置。喉罩作为一种特殊的声门上人工气道，具有插入与拔除时对气道刺激性小、患者耐受性好、可保留自主呼吸的优点，非常适合用于日归手术麻醉。对于手术时长<3 h、体位为非俯卧位且没有反流误吸风险的患者，可常规使用喉罩进行气道管理；对于俯卧位、手术时长≥3 h、气腹且有反流误吸风险的患者，则选用气管插管。

三、精细化液体管理

优化围手术期液体管理能够减少手术相关并发症，降低术后PONV等不良反应的发生率，从而节约医疗成本。在液体管理中应注重个体化输液、精细化补液。对于低、中危患者以及低、中风险手术，非限制性补液可降低术后PONV的发生率，有利于术后快速康复；但是会使尿潴留风险增高，因为日归手术一般不推荐安置导尿管，所以，目前强调术前合理禁饮禁食、麻醉前2 h口服清饮料、术后早期进食、术中液体零平衡。对于老年、经治疗后病情稳定的ASA分级Ⅲ级患者，推荐使用目标导向的液体管理策略，必要时可联合应用α₁肾上腺素能受体激动剂维持平均动脉压，保证重要脏器的血供。

四、镇痛管理

术后疼痛是影响患者术后康复、顺利出院的一项重要因素，疼痛控制不佳可能导致日归手术患者延迟出院，增加患者二次入院的风险，甚至导致围手术期呼吸、循环、消化等系统重要脏器的并发症发生率增高。多项研究显示，术后疼痛是影响日间手术无法按计划出院及术后二次就诊最常见的原因。医护人员应在围手术期的多时段内采用VAS法对患者疼痛情况进行动态评估，当VAS≥4分，则需及时进行医疗干预。日归手术疼痛治疗原则是"多模式镇痛、预防性镇痛、少阿片化镇痛"，根据术式制定个体化镇痛的策略。

1.多模式镇痛

多模式镇痛是指联用多种机制不同的镇痛药物，作用于疼痛传导通路的不同靶点，发挥镇痛的相加或协同作用，尽量减少阿片类药物的用量，进而减少其不良反应。通常根据不同的日归手术类型及患者在术中、术后的疼痛程度，制定相应的日归手术多模式镇痛方案。多模式镇痛常采用的方法包括超声引导下的外周神经阻滞与切口局麻药浸润联合、外周神经阻滞/伤口局麻药浸润+对乙酰氨基酚、外周神经阻滞/伤口局麻药浸润+非甾体抗炎药物（Nonsteroidal Anti-Inflammatory Drugs，NSAIDs）或阿片类药物或其他药物、全身使用（静脉或口服）NSAIDs和阿片类药物及其他类药物的组合。

2.预防性镇痛

预防性镇痛主张在疼痛发生前使用镇痛药，并将镇痛措施贯穿于围手术期全程。NSAIDs作为预防性镇痛用药，通常在术前半小时使用。术中以瑞芬太尼、舒芬太尼为主作为术中镇痛维持。

3.少阿片化镇痛

由于阿片类药物存在恶心呕吐、便秘、嗜睡及过度镇静、呼吸抑制、疼痛易感性增加、成瘾等不良反应发生风险，且阿片类药物属于管制药物，所以日归手术围手术期镇痛遵循少阿片化镇痛原则。根据手术类型以及术后疼痛的严重程度，术后镇痛采用以区域麻醉为主，非阿片类药物为辅的少阿片多模式镇痛原则。其中，NSAIDs常用于患者术后轻、中度疼痛的镇痛，或中、重度疼痛的多模式镇痛治疗。

五、PONV的防治

PONV是延长日归手术患者住院时间的第二大因素，仅次于疼痛。普通患者发生率约为30%，而PONV高危患者的发生率可达80%。虽然PONV通常呈自限性，但术后症状可能持续2～3天。因此，PONV显著影响日归手术患者术后康复，并且可能导致非计划过夜恢复或非计划再入院等。

成年患者PONV高危因素包括患者因素、手术因素和麻醉因素，见表6-1。

表 6-1　成年患者 PONV 高危因素

类型	因素
患者因素	女性、不吸烟、PONV或晕动病史、年龄<50岁
手术因素	腹腔镜手术、减重手术、妇科手术、胆囊切除术
麻醉因素	全身麻醉、挥发性麻醉药或氧化亚氮的使用、术后使用阿片类药物、麻醉时间长

儿童患者PONV的高危因素与成人不同，具体见表6-2。

表 6-2   儿童患者 PONV 高危因素

类型	因素
患者因素	年龄>3岁，青春期后女性，PONV/POV/晕动病史，PONV/POV家族史
手术因素	斜视手术、扁桃体腺样体切除术、手术时间长于30 min、耳整形术
麻醉因素	术中使用吸入麻醉药和抗胆碱能药物、术后使用阿片类镇痛药

PONV风险管控措施包括：使用丙泊酚诱导和维持麻醉，避免使用吸入麻醉药；区域阻滞代替全麻，多模式镇痛减少阿片类药物使用，术中充分补液。术中强化预防呕吐治疗：普通患者诱导后给予5～10 mg地塞米松静脉推注，手术结束前30 min给予5-HT$_3$受体拮抗剂静脉推注；如患者有3个及以上危险因素，则建议给予地塞米松、5-HT$_3$受体拮抗剂联合丙泊酚静脉麻醉。

激素使用禁忌证包括全身性霉菌感染、活动性结核、疱疹性结膜炎、糖尿病、高血压、精神病、消化道溃疡、青光眼、妊娠等。

术后呕吐治疗建议：

（1）首先排除消化道畸形、梗阻、消化道功能紊乱等原因引起的恶心呕吐。

（2）查阅麻醉记录单，了解术中昂丹司琼和地塞米松使用时间。

（3）时间>6 h，静脉给予昂丹司琼4 mg，30 min后效果不佳可静脉给予甲氧氯普胺10 mg。

（4）时间<6 h，静脉给予甲氧氯普胺10 mg。

（5）暂禁食禁饮，予静脉补液。

（6）小儿恶心呕吐防治用药和成人相同，但需按体重计算剂量，昂丹司琼0.1 mg/kg，地塞米松0.1 mg/kg，甲氧氯普胺0.1 mg/kg。此外，咀嚼口香糖、按摩内关穴等非药物治疗对PONV的防治也具有积极的作用。

六、麻醉后管理

日归手术患者麻醉后恢复可分为三个阶段。①早期恢复（第一阶段），即从麻醉药停止使用到保护性反射及运动功能恢复。此阶段通常在麻醉复苏室（Postanesthesia Care Unit，PACU）中进行，监测患者意识、活动、呼吸、心电图、血压、氧合状态等。在此期间，常见的术后并发症是术后急性疼痛、恶心呕吐，还包括低氧血症、高血压、低血压、苏醒期躁动等，除了严密监护外，更重要的是观察外科手术后有无活动性出血，同时对症处理急性疼痛、恶心呕吐、低氧血症、高血压、低血压等并发症，当改良Aldrete评分在9分以上方可离开麻醉复苏室。②中期恢复（第二阶段），由麻醉复苏室转入日归病房进行恢复，至达到离院标准结束。此阶段应继续观察患者各项生理机能恢复及外科情况，包括疼痛、恶心呕吐、术后引流情况等。③后期恢复（第三阶段），患者离院后，在家中进行恢复，此阶段主要通过出院后随访对患者进行指导，且术后24 h内的第一次随访尤为重要，除周密的随访计划外，院外应急流程体系的建立也尤为重要，保障患者出院后发生任何紧急情况能够及时通畅就医。

术后疼痛、恶心呕吐是影响日归手术患者顺利如期出院最大的两个因素。此外，合理的早期饮食、早期活动是促进日归手术患者术后快速恢复最主要的措施。最新ERAS指南指出，术后尽早进食、饮水可促进肠道功能恢复、缩短住院时间。全麻患者术后早期恢复肠内营养，可刺激肠道蠕动，促进肛门排气、排便，有利于肠道功能的恢复。所以，对于非胃肠道手术患者，回到日归病房后可尝试饮水，无呛咳、呕吐等不适即可恢复普食。局部麻醉患者术后返回病房可立即进食。早期饮水进食可促进身体机能的恢复，促进患者早期下床活动。术后早期下床活动是日归手术ERAS理念的重要内容之一，鼓励、帮助患者早期下床，指导患者在术后进行循序渐进的活动，主要包括下肢的主动或被动运动。术后活动情况作为出院评估标准之一，日归手术患者出院时需达到自主活动不受限。

（梁　鹏　邢玉玲）

七、个体化ERAS在日归手术中的应用

ERAS已成为21世纪医学的一项最新理念和治疗康复模式，并在胃肠外科、骨科、乳腺外科、肝胆外科、心胸外科、妇产科等多个外科领域成功开展和推广。虽然根深蒂固的传统围手术期治疗模式、一些围手术期治疗理念的争议以及患者依从性的缺乏相对阻碍了ERAS的发展，但随着ERAS实践应用的不断扩展，大胆探索和优化有针对性的个体化ERAS方案，才能真正实现患者术后快速康复，为日归手术的开展提供切实可行的方法和安全保障。ERAS的重要内容一般包括以下几点：①充分的术前教育和沟通。②加强麻醉、围手术期镇痛和手术管理，减少手术创伤、应激反应、疼痛及不良反应。③优化术后康复治疗，包括早下床活动和早期肠内营养。此外，良好和完善的组织实施是保证其成功的重要前提。ERAS需要多学科团队（Multi-Disciplinary Team，MDT），不仅包括外科医生、麻醉医生、管理团队、护理团队、心理医生、康复医生、营养师、药师的合作，也需要患者及家属的积极参与。通过这种MDT团队合作形式能最大限度发挥ERAS的益处，如降低术后并发症的发生率、医疗费用，缩短住院时间，减轻社会、家庭负担，促进患者快速康复和提高患者满意度。

由于日间手术量持续增长、平均住院时间持续下降，床位使用率不断提高，医疗服务效率不断提升，"日归手术"管理模式应运而生，旨在进一步缩短患者在院时间，提高择期手术服务效率。ERAS理念是以循证医学证据为基础，对围手术期的临床管理策略进行优化，达到减少术后并发症、缩短住院时间及促进康复的目的。目前颁布的

ERAS指南主要是针对大的术式的围手术期详细管理，很多措施并不适合日归手术，但是其中核心的一些内容，比如术前宣教、多模式镇痛、PONV的防治、围手术期饮食管理、术后早期活动、减少引流管等措施尤其适合日归手术，我们必须结合日归手术的特点和疾病本身，选择适合的措施制定个体化的ERAS方案并进行推广实施，通过个体化的ERAS理念保障日归手术患者当天出院。下面介绍四川大学华西医院常规开展的日归手术的个体化ERAS措施，以供分享交流和经验借鉴。

（一）个体化的 ERAS 措施在日归手术中的应用

1.日归手术的术前准备

术前应给予患者充分的专业宣教和心理指导，宣教活动应贯穿患者从入院前到出院后的全过程，有利于提高患者对日归手术全过程的认知水平及其依从性。术前为患者个体化制定并实施包括运动、营养、心理干预等预康复计划。推荐在术前10 h予患者饮用5%的碳水化合物饮品800 ml，术前2 h饮用量建议≤400 ml，由床位护士记录患者无渣清饮开始时间、结束时间及总量。术前服用β受体阻滞剂或钙通道阻断剂的高血压患者继续服药，服用血管紧张素转换酶抑制剂或血管紧张素Ⅱ受体拮抗剂的患者术前最后一次停用。糖尿病患者需将目标血糖降为<10 mmol/L，糖化血红蛋白水平控制在7%以下。

2.日归手术的临床路径管理

临床路径是由临床医生、护士和管理等MDT专家共同参与制定，针对特定病种或病例组合制定一般诊疗流程，整合流程关键点，制定适度标准化、表格化的诊疗规范。临床路径涉及手术室、麻醉科、日归手术中心、急诊科、医技科室（放射科、检验科、超声科、病理科）、临床营养科、医务部的MDT协作管理。

3.日归手术的精细化排程管理

手术室资源作为医院内重要的资源之一，其运行效率决定了手术患者的医疗需求能否被最大限度满足和有限的手术室资源如何最大化利用。日归手术的高效运转需要全流程中每个环节工作的高速呈现，手术室运行效率直接决定了每台日归手术能否如期开台、按时完成。手术预约排程是手术室资源调配至关重要的环节，提高日归手术患者床位周转次数的要求促使了手术排程需要精确至小时。精准排程需考虑多维度不确定性因素，并进行合理的排程优化。精准排程的关键约束力主要包括手术总台次、术式类型、手术持续时长、手术间总量、床位总量、手术医生总数等。同时，考虑将老年患者和小儿患者的手术尽可能安排在前面，将合并感染性疾病患者的手术尽可能安排在当天最后一台。此外，日归手术质量与安全保障是实现手术产能最大化的重要前提，故需考虑手术医生的工作精力随着任务量完成的进展而逐渐消耗的情况，将当天手术总风险最小化作为优化目标之一，即基于"手术风险等级"提出优化排程策略。"手术风险等级"参考国际医疗质量指标体系通用的"麻醉时长、手术持续时长、切口清洁程度"3个维度指标，以判断手术的难易程度、风险等级。因特殊情况需进一步处理时，建议再次评估后于1周内尽早安排。因此，日归手术的精细化排程目标是保证手术排程相对紧凑、手术风险最小化，以解决资源利用率低、排班不合理等日归手术排程难题。

　　4.日归手术的疼痛管理

　　术后疼痛是影响患者术后康复、顺利出院的一项重要因素，术后疼痛控制不佳可能导致日归手术患者延迟出院，增加患者二次入院的风险，甚至导致围手术期呼吸、循环、消化等系统重要脏器的并发症发生率增加。医护人员应在围手术期的多时段内采用VAS疼痛评分法对患者疼痛情况进行动态评估，若VAS疼痛评分≥4分，则须及时进行医疗干预。日归手术的疼痛治疗原则是"多模式镇痛、预防性镇痛、少阿片化镇痛"，通常根据不同的日归手术类型及患者术中、术后的疼痛程度，制定相应的日归手术多模式镇痛方案。多模式镇痛常采用神经阻滞+NSAID联合使用方案，或少阿片药物（帕瑞昔布钠、氟比洛芬酯、羟考酮、曲马多、地佐辛等）+强效阿片类药物（芬太尼、舒芬太尼、瑞芬太尼等）方案。以腹腔镜腹股沟疝修补术为例，日归手术镇痛方案（患者返回病房后给予子帕瑞昔布钠40 mg+生理盐水2 ml静脉注射，联合每次口服塞来昔布200 mg）较日间手术镇痛方案（术后6 h、12 h给予患者子帕瑞昔布钠40 mg+生理盐水2 ml静脉注射）的出院前VAS疼痛评分显著降低（$P<0.05$）。NSAID作为预防性镇痛药物，通常在术前半小时使用。复合的区域阻滞常见于四肢神经阻滞、躯干肌筋膜阻滞，如髂腹下、髂腹股沟神经阻滞常用于腹股沟疝手术。区域阻滞局部麻醉药推荐0.2%～0.5%的罗哌卡因，可考虑使用地塞米松、右美托咪定等佐剂以延长局部麻醉药作用时间。鉴于腹腔镜手术内脏痛强度明显，可给予有κ受体激动作用的羟考酮、布托啡诺、纳布啡等。

5.日归手术的PONV管理

成年患者PONV高危因素包括患者因素、手术因素和麻醉因素。患者因素包括女性、不吸烟、有PONV或晕动病史、年龄<50岁；手术因素包括腹腔镜手术、减重手术、妇科手术、胆囊切除手术；麻醉因素包括全身麻醉、使用挥发性麻醉药或氧化亚氮、术后使用阿片类药物、麻醉持续时间。儿童患者PONV的危险因素与成年患者不同，其中，患者因素包括患儿年龄>3岁、青春期后女性、有PONV/POV/晕动病史、有PONV/POV家族史；手术因素包括斜视手术、扁桃体腺样体切除术、耳廓成形术、手术时间长于30 min；麻醉因素包括应用吸入麻醉、抗胆碱能药物、术后使用阿片类镇痛药。目前用于防治PONV的药物和措施包括：①5-HT3受体拮抗剂，如托烷司琼、昂丹司琼。②糖皮质激素，如地塞米松。③多巴胺D_2受体拮抗剂，如甲氧氯普胺。④使用丙泊酚诱导和维持麻醉，避免使用吸入性麻醉药。⑤运用少阿片类药物的多模式镇痛策略。⑥优先采用区域麻醉。⑦咀嚼口香糖。⑧按压内关穴。低风险、中风险患者采取措施①+②+⑦，每项可独立降低约25%的PONV

风险；高风险患者使用①+②+④+⑦+⑧；发生在病房内的PONV，使用③和（或）①补救。

6.日归手术围手术期饮食管理

日归手术的患者在院时间短，但出院后康复的时间与住院手术患者所用时间无异，术后患者居家或在社区医院康复期间仍可能面临饮食问题，因此应充分重视对患者在院期间及出院后的饮食指导，促进患者快速康复、回归社会家庭角色、提高生活质量。绝大多数日归手术全麻患者术前6 h禁食禁饮，术后2 h可适量饮水。区别于传统日间手术术后4 h开放流质饮食、术后6 h正常进食，日归手术术后2 h开始饮水、服用配方营养粉及开胃汤，观察无呕吐、呛咳等不适后即可逐步恢复正常饮食。全身麻醉患者术后早期恢复肠内营养，可刺激肠道蠕动、促进肛门排气排便，有利于肠道功能的恢复。局部麻醉患者术后返回病房后可立即进食。

7.日归手术的术后活动指导

术后早期下床活动是日归手术ERAS理念的重要内容之一，鼓励、帮助患者早期下床，指导患者在术后进行循序渐进的活动，主要包括下肢的主动或被动运动。患者可先进行床上活动，包括体位变化、翻身、抬腿等，若无不适再逐渐进行床旁站立、床旁行走、下床自行排尿、病区内适量活动等。目标活动量为术后当天下床活动1～2 h，出院居家后下床活动4～6 h，以减少下肢静脉血栓形成的风险。术后活动情况作为出院评估标准之一，日归手术患者出院时需达到自主活动不受限的状态。

（二）ERAS和日归手术相互促进

围手术期患者的应激反应与术后并发症密切相关，ERAS理念是继微创手术之后外科发展的又一里程碑，其核心措施是采用一系列有循证医学证据的围手术期优化措施，降低患者的应激反应，减少并发症，加快患者康复。日归手术医疗模式是在人们对健康服务需求不断增加、医疗费用不断上涨及微创、现代麻醉、复苏技术日益成熟的大背景下提出的，该模式具有多、快、好、省等优点，近年来受到国内外的广泛关注和应用。本质上，日归手术和ERAS都是创新的治疗康复模式，甚至是临床医学的技术革命。

1.日归手术和ERAS 相辅相成

日归手术的蓬勃发展可以促进ERAS理念的广泛传播，ERAS理念的充分贯彻实施可以进一步促进更多类型日归手术的开展，两者相辅相成、相得益彰。

2.ERAS是日归手术开展的必要条件

日归手术通过ERAS实现。ERAS核心措施是采用一系列具有循证医学证据的围手术期优化措施，减少患者的应激反应，减少并发症，加速患者康复。ERAS的具体措施包括术前充分宣教，优化的围手术期护理措施，缩短术前禁食和禁饮时间，避免口服泻药和灌肠，合理预防性使用抗生素，减少术中损伤，预防性应用止痛药，术后早进食、早下床，出院后安排随访和合理锻炼等。ERAS能显著缩短患者住院时间，随着ERAS进一步推广实施和充分开展，越来越多的三、四级手术有望通过日归手术模式开展。

3.日归手术是ERAS追求的目标

日归手术的开展日间手术医疗模式具有多、快、好、省等优点，目前一半以上的手术可以通过日归手术开展，大大节省了医疗资源。日归手术所要达到的治疗效果一直是ERAS所追求的目标。实践证明，已经有较多手术可以通过日归手术开展，随着ERAS的不断提升和优化，未来也可能会促成更多、更复杂的手术通过日归手术途径实现。

4.ERAS促进日归手术多维度发展

与普通住院手术相比，日归手术对医疗安全性、康复速度、质量要求更高。ERAS理念极大地推动了日归手术模式的发展。研究表明，

ERAS可以显著缩短住院时间，降低术后并发症发生率、死亡率和医疗费用。实践证明，ERAS不仅保证了日归手术患者的安全，同时也促进了患者快速恢复。ERAS可以通过术前、术中和术后多维度来促进日归手术的发展。将ERAS理念引入日归手术领域，通过一系列围手术期优化措施，进一步减少外科应激反应，加速患者术后康复，降低医疗成本，缩短住院时间，提高患者舒适度，真正造福患者。

（三）ERAS 在常见小儿外科日归手术中的应用

常见的小儿外科日归手术有小儿疝修补术、双J管取出术、小儿睾丸下降固定术，现将具体的个体化ERAS管理措施做如下介绍。

术前：通过发放手册、播放视频、制作漫画或展板等方式进行宣教，缓解患儿术前恐惧与焦虑情绪，减轻患儿应激反应。详细询问病史、仔细进行体格检查，完善相关辅助检查，评估患儿一般情况、心肺功能、凝血功能、有无呼吸道感染等，并积极对症干预；全面进行营养评估和干预。麻醉前禁食脂肪及肉类固体食物8 h、淀粉类固体食物6 h、配方奶或牛奶6 h、母乳4 h和清饮料2 h，对于胃排空延迟的患儿，禁食时间需适当延长。不建议常规放置胃管和尿管，如确实需要置管应在麻醉下进行，且在术后麻醉清醒前尽早拔除，以减轻对患儿的刺激。

术中：腹腔镜在小儿急腹症的诊断和治疗中显示出独特的优越性。小儿外科的日归手术提倡快通道麻醉药，包括应用适当的麻醉药物、术中监测生命体征和术后疼痛管理等。麻醉方式包括使用中短效麻醉药、小剂量阿片类药物、全麻联合区域麻醉、神经阻滞麻醉和硬膜外麻醉。维持患儿中心体温不低于36℃。术中液体管理应以零平衡为目标，采取目标导向及个体化的液体治疗。

术后：建议早期开始肠内营养，减少静脉输液治疗。非胃肠道手术患儿术后麻醉完全清醒后即可开始试吃半流质食物，然后切换到正常饮食。推荐多模式、个体化镇痛方案，最大限度减少阿片类药物的使用。针对儿童群体有个体化的镇痛方案，包括口服蔗糖水、吸吮安抚奶嘴、听音乐、玩玩具、看动画片等。大龄儿童术后清醒即可半卧位或适量床上活动，术后第1天即可开始下床适量活动；婴儿可采取怀抱等被动活动方式，根据患儿情况逐渐增加活动量。

（四）小结

ERAS经过20多年的发展与应用，其有效性及可行性毋庸置疑，而日间手术在我国的发展仍任重道远，日归手术更是如此。相信随着个体化ERAS的流程进一步优化、推广实施，将会有更多的手术被纳入日归手术的临床路径管理，进而提升社会资源的合理利用率，提高医院的综合效益、患者的满意度，建立和谐的医患关系。

（吕子宁　梁　鹏）

第七章

常见日归手术临床路径

一、腹腔镜胆囊切除术日归手术临床路径

腹腔镜胆囊切除术（LC）日归手术临床路径见表7-1。

表 7-1　LC日归手术临床路径

患 者 信 息	路 径 管 理
住院号_____	预计住院时间　　12 h
入院时间：_____年__月__日	
病室_____　床号_____	
姓名_____　性别_____	医疗组长 _____
年龄_____　职业_____	住院医生_____
诊断	主管护士_____
□ 慢性胆囊炎伴胆囊结石K80.102	
□ 胆囊息肉K82.808	
□ 胆囊固醇沉积征K82.402	
□ _____	个案管理员_____
手术　腹腔镜胆囊切除术51.2202	

临床路径患者选择标准：

（1）年龄<65岁。

（2）近一月内无急性上腹痛发作病史。

（3）无严重合并疾病，重要脏器功能无明显异常，ASA<Ⅲ级。

临床路径使用注释：

（1）该临床路径用于选择日归LC者。

（2）该临床路径开始于患者入院时。

（3）合并需要治疗的基础疾病患者不纳入本临床路径。

（4）在执行本路径时，如出现变异情况，按要求填写临床路径变化情况记录表。

（5）该临床路径中涉及的任何文件的使用或停止都应通知主管医生和个案管理者。

（6）本临床路径是一个具有法律效应的医学文件，凡路径内容中的有关项目在执行时，均应填写执行人的姓名及时间。

（7）疾病诊断、手术后面字母和数字为该疾病ICD-10编码和ICD-9-CM-3手术编码。

（8）根据患者体重等情况酌情调节药物用量。

LC日归手术围手术期记录表见表7-2。

表 7-2　LC 日归手术围手术期记录表

类别	详细内容
手术记录	**术中发现：**腹腔镜探查肝、脾未见明显异常，肠道无穿刺副损伤，胆囊与大网膜　　　　；胆囊　　×　　×　　cm，胆囊壁无明显充血水肿，胆囊管外径　　cm，长约　　cm；胆囊壁厚　　cm，胆汁墨绿色，内有结石　　个，大小约　　×　　cm 　　　　　　　　　　　　　　　　　　　手术医生： **手术步骤：** （1）仰卧位，气管插管，静脉复合麻醉，常规消毒铺巾。 （2）建立气腹，压力12～14 kPa。 （3）在脐部、剑突下、右肋锁骨中线及腋前线分别打孔，置入穿刺鞘，进入器械。 （4）术中发现见"术中发现"。 （5）解剖胆囊三角，分离出胆囊管和胆囊动脉。 （6）在距汇入肝总管部0.5 cm处用两枚可吸收夹夹闭胆囊管，两枚可吸收夹夹闭胆囊动脉。 （7）切断胆囊管和胆囊动脉。 （8）使用电钩顺行将胆囊自肝床剥下。 （9）胆囊床彻底止血。 （10）从脐部或剑突下切口取出胆囊。 （11）解剖胆囊，检查胆囊管、胆囊壁有无异常、明确结石及息肉与术前检查是否一致。 （12）清点纱条器械无误，缝合切口，切口覆盖无菌敷料，结束手术，术后胆囊由手术室送病理检查。 　　　整台手术经过顺利，历时　　min，出血　　ml，未输血，生命体征平稳，麻醉满意，术后安返病房 　　　　　　　　　　　　　　　　　　　主刀医生：
出院记录	患者因"　　　　　　　　　　"入院。根据症状、体征及辅助检查，诊断为：　　　　　。入院后经讨论，患者诊断明确，有手术指征，拟行手术治疗。术前已向患者及家属交代术中、术后可能发生的并发症及手术风险，患者家属已签署手术同意书。患者于　年　月　日在全麻下行"腹腔镜胆囊切除术"。手术经过顺利，生命体征平稳，术后安返病房，予以预防感染、补液治疗

续表

类别	详细内容
术后诊断	出院时情况：患者生命体征平稳，无发热、腹痛、黄疸，伤口无渗出，术后h已下床活动，进食流质饮食，经医生评估后达到出院条件，准予今日出院，并告知患者如有特殊情况需及时与本院联系或至急诊科就诊，并于术后7日左右至门诊病理科打印病理报告复件，1月后门诊复查
	医生签名： 日期： 年 月 日

二、 成人腹股沟疝修补术日归手术临床路径

成人腹股沟疝修补术日归手术临床路径见表7-3。

表 7-3   成人腹股沟疝修补术日归手术临床路径

患 者 信 息	路 径 管 理
住院号_____ 入院时间：____年__月__日 病室_____ 床号_____ 姓名_____ 性别_____ 年龄_____ 职业_____ 诊断 □ 单/双侧腹股沟疝 路径选择 □ 单/双侧腹股沟疝无张力修补术	预计住院时间 12 h 医疗组长_____ 住院医生_____ 主管护士_____ 个案管理员_____

临床路径患者选择标准：

（1）年龄<80岁。

（2）无严重合并疾病，重要脏器功能无明显异常，ASA<Ⅲ级。

临床路径使用注释：

（1）该临床路径用于选择单/双侧腹股沟疝无张力修补术者。

（2）该临床路径开始于患者入院时。

（3）合并需要治疗的基础疾病者不纳入本临床路径。

（4）在执行本路径时，如出现变异情况，按要求填写临床路径变化情况记录。

（5）该临床路径中涉及的任何文件的使用或停止都应通知主管医生和个案管理者。

（6）本临床路径是一个具有法律效应的医学文件，凡路径内容中的有关项目在执行时，均应填写执行人的姓名及时间。

（7）疾病诊断、手术后面字母和数字为该疾病ICD-10编码和ICD-9-CM-3手术编码。

（8）根据患者体重等情况酌情调节药物用量。

成人腹股沟疝修补术日归手术围手术期记录表见表7-4。

表 7-4　成人腹股沟疝修补术日归手术围手术期记录表

类别	详细内容
手术记录	**术中发现：**疝囊位于腹壁下动脉内侧，疝囊大小　×　cm，疝环口直径　×　cm，包块还纳，无嵌顿，未坠入阴囊 <div align="right">手术医生：</div> **手术步骤：** （1）患者平卧位，常规消毒铺巾，局部浸润麻醉。 （2）麻醉显效后取患侧腹股沟经内外环平行于腹股沟韧带斜切口。 （3）逐层切开皮肤、皮下组织及腹外斜肌腱膜，向两侧游离至联合腱及腹股沟韧带。 （4）游离疝囊至腹膜前间隙，检查疝囊无破损后，将疝囊还纳入腹腔。 （5）置入补片，两边分别与腹股沟韧带、耻骨结节固定。 （6）创面彻底止血，可吸收缝线逐层缝合腹外斜肌腱膜、皮下组织，缝合皮肤，皮肤粘合剂密闭手术切口，结束手术 <div align="right">主刀医生：</div>

续表

类别	详细内容
出院记录	患者因"　　　　　　　　　　"入院。根据症状、体征及辅助检查，诊断为：　　　　　　　。入院后经讨论，患者诊断明确，有手术指针，拟行手术治疗。术前已向患者及家属交代中、术后可能发生的并发症及手术风险，患者家属签署手术同意书。于　　年　　月　　日在局麻下行"　　　"。手术经过顺利，生命体征平稳，术后安返病房，监测患者生命体征平稳，无发热，经评估后达到出院条件，准予今日出院
术后诊断	出院时情况：患者术后安返病房，患者神志清楚，精神可，无发热。查体：生命体征平稳，敷料干燥固定，无渗出，无明显腹痛腹胀等不适。查房后嘱患者平卧休息。主刀医生评估患者术后恢复良好，准予今日出院 　　医生签名：　　　　　　　　　日期：　　年　　月　　日

患者术前手术相关信息表见表7-5。

表 7-5　患者术前手术相关信息表

项目	路径内容	内容确立者	执行签名	
			时间	签名
一般护理	□普外科护理常规			
	□一级护理			
	□普食			
	□观察生命体征			
患者教育	□入院介绍			
	□腹股沟疝知识普及教育			
	□围手术期注意事项			

续表

项目	路径内容	内容确立者	执行签名	
			时间	签名
医患沟通	□交代病情、手术并发症、预后及注意事项			
	□签署住院及手术相关文书			
术前讨论	□科内讨论			
术前用药	□注射用帕瑞昔布钠（40 mg）1瓶　iv　qd			
麻醉	□心电监护			
	□局部麻醉			
手术	□单/双侧腹股沟直疝无张力修补术			
术中用药	□盐酸利多卡因注射液（5 ml/0.1 g）皮下注射			
	□盐酸肾上腺素注射液（1 ml/1mg）皮下注射			
	□盐酸罗哌卡因注射液（10 ml/100 mg）皮下注射			
手术过程（记录）	同上			
术后观察与监测	□腹部体征，切口情况等			
出院医嘱	□今日出院			
	□保持伤口清洁干燥，一般无须换药、拆线；术后10天敷料用水打湿后撕除			
	□休息2周，3个月内不剧烈运动			
	□门诊复查，伤口如有愈合不良、渗液、出血、疼痛、肿胀、麻木等现场门诊就诊，需提前网上挂号			
备注：患者因特殊情况退出临床路径，原因：				

三、经尿道输尿管镜钬激光碎石术日归手术临床路径

经尿道输尿管镜钬激光碎石术日归手术临床路径见表7-6。

表 7-6　经尿道输尿管镜钬激光碎石术日归手术临床路径

患 者 信 息	路 径 管 理
住院号_____ 入院时间：____年__月__日 病室_____　床号_____ 姓名_____　性别_____ 年龄_____　职业_____ 诊断 □ 输尿管结石 N20.101 手术 □ 输尿管镜激光碎石术（ICD-9-CM-3:56.0003）	预计住院时间　____12 h____ 医疗组长_____ 住院医生_____ 主管护士_____ 个案管理员_____

临床路径患者选择标准：

（1）年龄＜80岁。

（2）无严重合并疾病，重要脏器功能无明显异常，ASA＜Ⅲ级。

临床路径使用注释：

（1）该临床路径用于选择经尿道输尿管镜钬激光碎石术者。

（2）该临床路径开始于患者入院时。

（3）合并需要治疗的基础疾病者不纳入本临床路径。

（4）在执行本路径时，如出现变异情况，按要求填写临床路径变化情况记录。

（5）该临床路径中涉及的任何文件的使用或停止都应通知主管医生和个案管理者。

（6）本临床路径是一个具有法律效应的医学文件，凡路径内容中的有关项目在执行时，均应填写执行人的姓名及时间。

（7）疾病诊断、手术后面字母和数字为该疾病ICD-10编码和ICD-9-CM-3手术编码。

（8）根据患者体重等情况酌情调节药物用量。

经尿道输尿管镜钬激光碎石术围手术期记录表见表7-7。

表 7-7　经尿道输尿管镜钬激光碎石术围手术期记录表

类别	详细内容
手术记录	**术中发现：**置镜顺利，膀胱内可见双侧输尿管管口正常，左/右侧输尿管见　　枚黄褐色结石，大小约　　×　　cm，质硬，周围可见肉芽组织增生，左/右侧输尿管未见明显结石 手术医生： **手术步骤：** （1）麻醉满意后，取截石位，常规消毒铺巾。 （2）经尿道置入输尿管硬镜于膀胱，于左/右侧输尿管口置入1根超滑导丝作为引导导丝。 （3）沿引导导丝进镜，所见如上述，直视下导入200 μm钬激光光纤对准结石，选择功率（1.0J 30 Hz），击碎结石，粉末化残余结石。 （4）退出光纤，退镜于膀胱。沿引导导丝于左/右侧输尿管内置入1根Fr4.7巴德留置佳输尿管支架，上端置于左下肾盂内、下端位于膀胱内，置入输尿管镜检查输尿管支架位置正常。 （5）留置Fr16硅胶尿管一根，气囊注水10 ml固定，术毕，术顺，术后患者安返病房 主刀医生：
出院记录	患者因"　　　　　　　　"入院。根据症状、体征及辅助检查，诊断为：　　　　。入院后经讨论，患者诊断明确，有手术指针，拟行手术治疗。术前已向患者及家属交代术中、术后可能发生的并发症及手术风险，患者家属签署手术同意书。于　　年　月　日在全麻下行"经尿道输尿管镜钬激光碎石术"。手术经过顺利，生命体征平稳，术后安返病房，予以预防感染、补液、解痉治疗，拔出尿管后小便能自解通畅

续表

类别	详细内容
术后诊断	出院时情况：患者生命体征平稳，无发热、腰腹疼痛，尿道口无渗液、无流血，术后回病房　　h已下床活动，进食流质饮食，经医生评估后达到出院条件，准予今日出院。并告知患者注意休息、多饮水、避免剧烈活动及重体力劳动，如有特殊情况（如明显发热、腰腹疼痛、肉眼血尿等）需及时与本院联系或至急诊科就诊，并于术后2～4周泌尿外科门诊就诊，复查决定取出输尿管支架时间 医生签名：　　　　　　　　　日期：　年　　月　　日

患者术前手术相关信息表见表7-8。

表 7-8　患者术前手术相关信息表

项目	路径内容	内容确立者	执行签名	
			时间	签名
一般护理	□泌尿外科护理常规			
	□一级护理			
	□禁食6 h后普食			
	□观察生命体征			
	□建立静脉通道			
患者教育	□入院介绍			
	□输尿管结石知识普及教育			
	□围手术期注意事项			
医患沟通	□交代病情、手术并发症、预后及注意事项			
	□签署住院及手术相关文书			
术前讨论	□科内讨论			

续表

项目	路径内容	内容确立者	执行签名 时间	执行签名 签名
术前准备	□备术中抗菌药物：头孢呋辛 头孢西丁 环丙沙星 □皮试			
麻醉	□心电监护			
	□局部麻醉			
手术	□ 经尿道输尿管镜钬激光碎石术，手术时间＿min			
术中医嘱	□补液			
	□抗菌药物（选一种）：术前2 h内输入			
	头孢呋辛 1.5 g iv qd			
	头孢西丁 2.0 g iv qd			
	环丙沙星 0.2 g iv qd			
	□保留导尿			
手术过程	麻醉成功后，患者取膀胱截石位 常规消毒铺巾，取9F输尿管镜 进入膀胱后，找到左/右输尿管口，置入输尿管导管 输尿管镜顺导管进入输尿管见结石 钬激光碎石			
	尿道窥察 □正常 □异常			
	膀胱窥察 □正常 □异常			

续表

项目	路径内容	内容 确立者	执行签名	
			时间	签名
手术记录	输尿管开口 □正常 □异常			
	□碎石成功 结石位于 □左侧输尿管，距输尿管口　cm □右侧输尿管，距输尿管口　cm			
	□碎石失败，需择日行EWSL或输尿管切开取石术 □术后出血，转为住院治疗			
术后观察 与监测	□麻醉苏醒			
	□生命体征			
	□尿管引流尿液无明显出血			
术后医嘱	□解痉、补液			
	□吸氧、心电监护			
	□复查腹部X线片			
	□取出保留导尿管			
出院医嘱	□今日出院			

续表

项目	路径内容	内容确立者	执行签名	
			时间	签名
离院注意事项	□多饮水			
	□口服抗菌药物（安置支架者不超过3天）：			
	头孢呋辛酯			
	环丙沙星			
	□＿＿＿周门诊取出输尿管支架管			
	□定期复查，特殊情况到急诊就诊			
	□其他			
术后随访	□一月后影像学复查			
备注：患者因特殊情况退出经尿道输尿管镜钬激光碎石术临床路径，原因：				

四、经尿道膀胱肿瘤电切术日归手术临床路径

经尿道膀胱肿瘤电切术日归手术临床路径见表7-9。

表 7-9 经尿道膀胱肿瘤电切术日归手术临床路径

患 者 信 息	路 径 管 理
住院号＿＿＿＿＿＿＿	预计住院时间 ＿＿12 h＿＿
入院时间：＿＿年＿月＿日	
病室＿＿＿ 床号＿＿＿	
姓名＿＿＿ 性别＿＿＿	医疗组长 ＿＿＿＿＿＿＿
年龄＿＿＿ 职业＿＿＿	住院医生＿＿＿＿＿＿＿
诊断	
□ 膀胱上皮肿瘤C67.901	主管护士＿＿＿＿＿＿＿
手术	
□ 膀胱表浅性尿路上皮肿瘤	个案管理员＿＿＿＿＿＿＿
TURBT术：57.4901	

临床路径患者选择标准：

（1）年龄＜80岁。

（2）无严重合并疾病，重要脏器功能无明显异常，ASA＜Ⅲ级。

临床路径使用注释：

（1）该临床路径用于选择经尿道膀胱肿瘤电切术者。

（2）该临床路径开始于患者入院时。

（3）合并需要治疗的基础疾病者不纳入本临床路径。

（4）在执行本路径时，如出现变异情况，按要求填写临床路径变化情况记录。

（5）该临床路径中涉及的任何文件的使用或停止都应通知主管医生和个案管理者。

（6）本临床路径是一个具有法律效应的医学文件，凡路径内容中的有关项目在执行时，均应填写执行人的姓名及时间。

（7）疾病诊断、手术后面字母和数字为该疾病ICD-10编码和ICD-9-CM-3手术编码。

（8）根据患者体重等情况酌情调节药物用量。

经尿道膀胱肿瘤电切术围手术期记录表见表7-10。

表7-10 经尿道膀胱肿瘤电切术围手术期记录表

类别	详细内容
手术记录	**术中发现：** 双侧输尿管开口清楚，喷尿未见异常。左/右侧输尿管开口内下方约　　×　　cm处可见乳头状新生物，膀胱三角区可见散在滤泡样病变，余膀胱各壁黏膜表面稍充血，未见新生物 　　　　　　　　　　　　　　　　　　手术医生： **手术步骤：** （1）麻醉满意后，取截石位，常规消毒铺巾。 （2）术中见如上述，完整切除新生物，并送检。 （3）给予止血后，置22F尿管，术毕。 （4）术后予以持续膀胱冲洗、补液治疗 　　　　　　　　　　　　　　　　　主刀医生：

续表

类别	详细内容
出院记录	患者因"　　　　　　　　"入院。根据症状、体征及辅助检查，诊断为：　　　　　。入院后经讨论，患者诊断明确，有手术指针，拟行手术治疗。术前已向患者及家属交代术中、术后可能发生的并发症及手术风险，患者家属签署手术同意书。于　年　月　日在全麻下行"经尿道膀胱肿瘤电切术"。手术经过顺利，生命体征平稳，术后安返病房，予以预防感染、补液、膀胱冲洗治疗。
术后诊断	出院时情况：患者生命体征平稳，无发热、腹痛，尿道口无渗出、流血，术后　　h已下床活动，进食流质饮食，经医生评估后达到出院条件，准予今日出院，并告知患者如有特殊情况需及时与本院联系或至急诊科就诊，追踪病检结果并于术后7～14日门诊病理科打印病理报告后于主刀医生门诊复查 　　医生签名：　　　　　　　日期：　年　月　日

患者术前手术相关信息表见表7-11。

表 7-11　患者术前手术相关信息表

项目	路径内容	内容确立者	执行签名	
			时间	签名
一般护理	□ 泌尿外科护理常规			
	□ 一级护理			
	□ 禁食6 h后普食			
	□ 观察生命体征			
	□ 建立静脉通道			
患者教育	□ 入院介绍			
	□ 输尿管结石知识普及教育			
	□ 围手术期注意事项			
医患沟通	□ 交代病情、手术并发症、预后及注意事项			
	□ 签署住院及手术相关文书			

续表

项目	路径内容	内容确立者	执行签名 时间	执行签名 签名
术前讨论	□科内讨论			
术前准备	□备术中抗菌药物： 头孢呋辛　头孢西丁 环丙沙星			
	□皮试			
麻醉	□心电监护			
	□全麻			
手术	□经尿道膀胱肿瘤电切术，手术时间__min			
术中医嘱	□补液			
	□抗菌药物（选一种）：术前0.5~2 h内输入 头孢呋辛　1.5 g iv qd 头孢美唑　2.0 g iv qd 环丙沙星　0.2 g iv qd			
	□导尿保留尿管			
手术过程	尿道窥察 □正常 □异常			
	膀胱窥察 □正常 □异常			
	输尿管开口 □正常 □异常			

续表

项目	路径内容	内容确立者	执行签名	
			时间	签名
手术过程	膀胱新生物： □ 单发　□ 多发 □ 前壁　　　　　新生物数量　直径　　cm □ 后壁　　　　　新生物数量　直径　　cm □ 左侧壁　　　　新生物数量　直径　　cm □ 右侧壁　　　　新生物数量　直径　　cm □ 顶壁　　　　　新生物数量　直径　　cm □ 膀胱三角区　　新生物数量　直径　　cm			
	膀胱新生物形态： 描述			
	□ 手术切除肿瘤成功			
	□ 手术未能完整切除肿瘤，需改行其他手术方式			
术后观察与监测	□ 麻醉苏醒			
	□ 生命体征			
	□ 尿管引流尿液无明显出血			
术后医嘱	□ 抗生素			
	□ 持续膀胱冲洗			
	□ 禁食6 h后普食			
	□ 即刻膀胱灌注			
	□ 取出保留尿管			
出院医嘱	□ 今日出院			

续表

项目	路径内容	内容 确立者	执行签名	
			时间	签名
离院 注意事项	□ 多饮水			
	□ 口服抗菌药物（不超过3天）：			
	头孢呋辛酯			
	环丙沙星			
	□ ＿天门诊取病理报告并到主刀医生门诊就诊			
	□ ＿定期膀胱灌注化疗药物			
	□ 定期复查，特殊情况到急诊就诊			
	□ 其他			
术后随访	□ 一月后影像学复查			
备注：患者因特殊情况退出经尿道膀胱肿瘤电切术临床路径，原因：				

五、老年性白内障日归手术临床路径

老年性白内障日归手术临床路径见表7-12。

表 7-12　老年性白内障日归手术临床路径

项目	路　径　内　容	内容 确立者	执行签名	
			时间	签名
一般护理	□ 眼科护理常规			
	□ 一级护理			
	□ 普食			
	□ 观察生命体征			

续表

项目	路 径 内 容	内容确立者	执行签名	
			时间	签名
患者教育	□入院介绍			
	□白内障知识普及教育			
	□围手术期注意事项			
医患沟通	□交代病情、手术并发症、预后及注意事项			
	□签署住院及手术相关文书			
术前讨论	□治疗小组内讨论			
术前用药	□氧氟沙星眼液：左/右/双眼　　q1 h/q2 h			
	□左氧氟沙星眼液：左/右/双眼　q1 h/q2 h			
	□妥布霉素眼液：左/右/双眼　　q1 h/q2 h			
	□20%甘露醇　 ml 静滴（术前0.5 h）			
麻醉	□心电监护			
	□表面麻醉			
手术	□左/右眼白内障超声乳化联合人工晶状体植入术			
术中用药	□黏弹剂（爱维　支/Duoviscoat 1套）			
	□美多丽2 ml			
	□倍诺喜2 ml			
	□2%利多卡因5 ml			
	□典必殊眼膏 1支			

续表

项目	路 径 内 容	内容确立者	执行签名	
			时间	签名
手术过程（记录）	□ 1 消毒铺巾　　　□ 2角膜切口及辅助侧切口 □ 3前房注入黏弹剂　□ 4撕囊 □ 5水力分离及水分层　□ 6超声乳化晶状体核并吸出 □ 7抽吸晶状体皮质　□ 8注入黏弹剂，植入人工晶状体 □ 9抽吸黏弹剂　　　□ 10切口缝合（有/无） □ 11妥布霉素地塞米松眼膏（典必舒眼膏）涂眼 □ 12敷料遮盖术眼			
术后观察与监测	□ BP、T、P、R □ 眼部体征			
出院医嘱	□ 今日出院			
	□ 典必舒眼液　左/右/双眼　q1 h/q2 h/qid/tid			
	□ 典必舒眼膏　左/右/双眼　qn			
	□ 避免挤压或碰撞术眼			
	□ 防止便秘，避免感冒			
	□ 定期复查，特殊情况到眼科急诊就诊			
备注：患者因特殊情况退出白内障临床路径，原因：				

老年性白内障日归手术术中护理记录单见表7-13。

表 7-13 老年性白内障日归手术术中护理记录单

术前评估：意识：清醒□ 其他___ 手术类型；日间手术□ 择期手术□ 急诊手术□
无菌包检测 合格□
术中记录：入室时间___ 手术开始时间___ 手术结束时间___ 出室时间___
麻醉方式：局麻□ 全麻□ 其他□ 体位：仰卧位□ 其他___
药物过敏史：无□ 有□ 药物名称___
常规器械名称 特殊器械名称

名 称	术前	关闭前	关闭后
常规器械（件）			
特殊器械（件）			
缝针（颗）			
刀片（张）			
纱布（张）			

护士签名：

附　件

附件1　日归手术中心设置案例

一、场所设置

四川大学华西天府医院日归手术中心设置在门诊楼三楼，相关科室及空间见表1。

表 1　四川大学华西天府医院相关科室及空间分布

楼层	相关科室
3楼	日间手术中心病房、预约随访区、日间麻醉评估准备区、健康宣教区、重症医学科、病理科
1～2楼	门诊诊室及各检查化验区域、收费处
负1楼	急诊和餐厅
负2～3楼	停车场

二、人员设置

四川大学华西天府医院日归手术中心由医院成立日归医疗质量管理小组，由院办（包含运管、财务等）、医务部和各临床科室组成，详见图1，日间手术中心设科主任、护士长各1名，主治医生1名，住院医生2名，主管护师4名，护师6名。

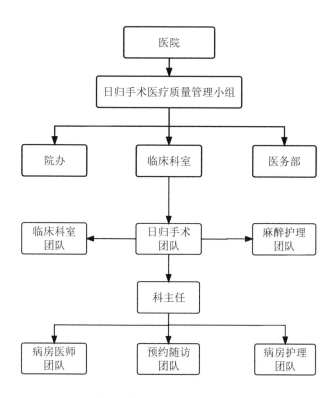

图 1　华西天府医院日归手术中心人员设置

附件2 评估表单

一、PONV评估表单

成年患者PONV高危因素见表2。

表 2 成年患者 PONV 高危因素

类型	因素
患者因素	女性、不吸烟、PONV或晕动病史、年龄<50岁
手术因素	腹腔镜手术、减重手术、妇科手术、胆囊切除术
麻醉因素	全麻、挥发性麻醉药或氧化亚氮的使用、术后使用阿片类药物、麻醉时间长

儿童患者PONV的高危因素见表3。

表 3 儿童患者PONV高危因素

类型	因素
患者因素	年龄>3岁、青春期后女性、PONV/POV/晕动病史、PONV/POV家族史
手术因素	斜视手术、扁桃体腺样体切除术、手术时间长于30 min、耳整形术
麻醉因素	术中使用吸入麻醉药和抗胆碱能药物、术后使用阿片类镇痛药

二、Wong-Baker面部表情量表

Wong-Baker面部表情量表见图2。

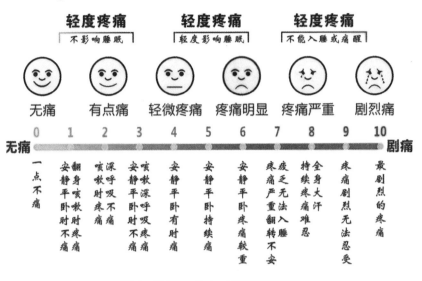

图 2　Wong-Baker面部表情量表

三、VTE评估表单（Caprini评分表）

VTE评估表单（Caprini评分表）见表4。

表 4　VTE 评估表单（Caprini 评分表）

1分	2分	3分	5分
年龄41~60岁 小手术 BMI >25 kg/m² 下肢肿胀 静脉曲张	年龄61~74岁 关节镜手术 大型开放手术 （>45 min） 腹腔镜手术 （>45 min） 恶性肿瘤	年龄≥75岁 VTE史 VTE家族史 凝血因子VLeiden突变 凝血酶原G20210A突变	脑卒中 （<1个月） 择期关节置换术 髋、骨盆或下肢骨折 急性脊髓损伤 （<1个月）

续表

1分	2分	3分	5分
妊娠或产后 有不明原因或者 习惯性流产史 口服避孕药或激素 替代疗法 脓毒症 （<1个月） 严重肺病，包括肺 炎（<1个月） 肺功能异常 急性心肌梗死 充血性心力衰竭 （<1个月） 炎性肠病史 卧床患者	卧床（>72 h） 石膏固定 中央静脉通路	狼疮抗凝物阳性 抗心磷脂 抗体阳性 血清同型 半胱氨酸升高 肝素诱导的 血小板减少症 其他先天性或 获得性血栓形成倾 向	

四、出院评估单

日归手术出院评估表见表5。

表 5　日归手术出院评估表

项目	内容	分数/分	得分/分
血压和脉搏	波动幅度大于术前基准值的20% 波动幅度在术前基准值的20%～40% 波动幅度大于术前基准值的40%	2 1 0	
活动能力	步态平稳与术前接近 需要帮助 不能走动	2 1 0	
恶心呕吐	轻度，无须治疗 中度，治疗后可控制 重度，治疗后无效	2 1 0	

续表

项目	内容	分数/分	得分/分
出血	轻度，无须换药 中度，须换药2～3次 重度，须换药3次以上	2 1 0	
疼痛	VAS疼痛评分0～3分 VAS疼痛评分4～6分 VAS疼痛评分7～10分	2 1 0	
合计/分			

评估人签名	评估时间：　　年　　月　　日　　时　　分

五、出复苏室评估单

出复苏室评估单见表6。

表 6　出复苏室评估单

序号	观察项	观察指标	分值/分
1	活动	4个肢体能够自如活动或按指令活动，肌力Ⅴ级或抬头5 s以上	2
		2个肢体能够自如活动或按指令活动	1
		肢体无法活动	0
2	呼吸	能够深呼吸和自由咳嗽	2
		呼吸困难，浅或是限制呼吸	1
		窒息	0
3	循环	血压变化幅度与麻醉前相比在20 mmHg以内	2
		血压变化幅度与麻醉前相比在20～50 mmHg	1
		血压变化幅度与麻醉前相比大于50 mmHg	0

续表

序号	观察项	观察指标	分值/分
4	意识	完全清醒	2
		呼唤可唤醒	1
		没有反应	0
5	氧饱和度	吸空气氧饱和度保持在92%以上	2
		吸氧气氧饱和度保持在90%以上	1
		供氧情况下氧饱和度仍低于90%	0

注：评分≥9分才可以转出麻醉恢复室，返回原病房；如评分<9分则需麻醉医生和手术医生共同评估后携带相应的急救物资转到ICU或相应科室。

六、ASA评估单

ASA评估单见表7。

表7　ASA评估单

分级	标准	围手术期耐受力
I	体格健康，发育营养良好，各器官功能正常	能耐受麻醉和手术
II	除外科疾病外，伴有系统性疾病，功能代偿健全	对一般的麻醉和手术能耐受
III	伴有严重系统性疾病，体力活动受限，但尚能应付日常工作	对麻醉和手术有顾虑
IV	系统性疾病严重，丧失日常工作能力，经常面临生命威胁	施行麻醉和手术有风险
V	濒死患者，病情危重，生命难以维持	麻醉和手术异常危险

附件3　满意度调查表

日归手术患者满意度调查表见表8。

表8　日归手术患者满意度调查表

条目	满意程度					
	满意/是	较满意	一般	较不满意	不满意/否	未涉及
责任护士						
环境介绍						
健康宣教						
巡视关心						
操作技术						
隐私保护						
尊重耐心						
协助自理						
安静整洁						
出院指导						

附件4　员工培训项目

一、护理三基三严教学计划

2023年第一季度日归手术中心护理教学培训计划见表9。

表9　2023年日归手术中心护理教学培训计划（第一季度）

时间	形式	教学内容	培训人	参加人员层次
1月	大科培训	外科病人的评估与术前准备概论	梁×	全体护士
	业务查房	科研课题申报分享	蔡××	全体护士
	管理查房	身份识别制度、腕带管理	熊×	全体护士
	小讲课	日归手术病房深静脉血栓管理制度	祝××	全体护士
	应急预案	严重药物不良反应	骆×	全体护士
	操作示范	静脉输液	李×××	全体护士
	操作示范	心肺复苏（CPR）	殷×	全体护士
2月	大科培训	围手术期抗生素使用与日间病房常用抗生素	方×	全体护士
	业务查房	过敏性休克处置	江××	全体护士
	管理查房	医嘱执行	殷×	全体护士
	小讲课	阳光天使	李×	全体护士
	应急预案	输血反应	熊×	全体护士
	操作示范	静脉加药	李×××	全体护士
3月	大科培训	非心脏手术围手术期抗凝、抗血小板药物管理	李××	全体护士
	业务查房	肾结石围手术期治疗及护理	骆×	全体护士
	管理查房	非计划拔管管理制度	殷×	全体护士
	小讲课	护理岗位胜任能力的培养	赵××	全体护士
	应急预案	用药差错	王×	全体护士
	操作示范	心电监护	蔡××	全体护士

二、日归手术中心培训计划

（1）培养对象资质：工作两年（含）以上，具有医师资格证、医师执业证。

（2）带教教师资格：带教老师应当师德好、技术优，具备相应教学能力，具有高年资中级以上职称或副高及以上职称，每名指导老师同期带教进修学员原则上不超过3人。

（3）培训计划见表10。

表 10 培训计划

进修专业	进修时长	学习内容	带教方法	结业考核方式	进修学习后应达到的水平
日归手术患者围手术期管理	3～6个月	每位进修生分管4～5张病床，参与一线值班，根据医生背景参加门诊手术，参加学术讲座。要求熟练掌握术后常见并发症的诊治；正确书写住院病历；学习日归手术病房常见疾病的基本理论知识；学习日归手术患者术前和术后的处理；学习观摩门诊手术等	由相关病区主任统一负责，按本院住院医生要求，由主治医生或副教授、教授具体指导，参加日归手术病房的临床工作，各级医疗查房，观摩、协助操作门诊手术	平时综合表现+结业理论考试	掌握日归手术病房常见疾病围手术期处理；提高患者围手术期管理能力；熟悉日间手术病房常见疾病的基本理论知识
日归手术管理和运行模式	3～6个月	每位进修生参与一线值班，参加学术讲座及管理培训。要求熟练掌握日归手术临床路径管理规范；日归手术病历书写管理规范；日归手术质量安全管理；日归手术运营与绩效管理；日归手术医保政策等	由相关病区主任统一负责，按本院住院医生要求，由主治医生或副教授、教授具体指导，参加日归手术病房的临床工作，管理培训等	平时综合表现+结业理论考试	掌握日归手术的运行模式；提高日归手术的管理能力

（4）培训内容与要求：临床轮转要求，参加病区值班，在上级医生的指导下完成规定的临床操作，参加教学活动，完成结业考核。

（5）临床能力培养要求：掌握日间手术病房常见疾病围手术期处理；熟悉日间手术病房常见疾病的基本理论知识；掌握日间手术的管理和运行模式。

（6）教学活动要求：教学活动要求见表11。

表 11 教学活动要求

教学任务内容	频次	备注
入科教育	1次	进修学员入科1周内完成
临床小讲课	≥每2周1次	重点讲授本专业理论、临床技能和常见疾病诊疗最新进展
教学查房	≥每2周1次	重点审查对新开展手术、特殊病例、治疗效果不理想患者的诊断、治疗计划
病例讨论	≥每2周1次	重点对特殊病例、二次手术等进行分析
读书报告	≥每季度1次	每季度应至少对进修生开设一次读书报告

（7）结业考核要求：结业考核成绩为综合成绩、读书报告和理论考试成绩组成。平时成绩共50分，由所在医疗组带教老师根据平时综合表现打分；读书报告共20分，需完成一次读书报告；理论考试成绩30分，总分100分。总分超过60分即达到合格水平，不合格者将不能取得进修结业证书。

附件5 术前讨论模板（Ⅰ~Ⅲ级）

四川大学华西天府医院日归手术术前讨论及小结见表12。

表 12 四川大学华西天府医院日归手术术前讨论及小结

患者姓名：　　　　性别：　　　　　年龄：　　　　　床号：
登记号：　　　医疗单元/科室：　　　拟手术日期：
术前诊断：
诊断依据：
拟手术名称：
替代治疗方案：
手术指征与禁忌证：
麻醉方式：
术中术后可能出现的风险及应对措施：
特殊的术前准备：
术中术后注意事项：
讨论结论：
讨论主持人：
参加人员：
术者签名：　　　　　　日期：

附件6 护理模块

一、护理评估首页

四川大学华西天府医院入院护理评估单见图3。

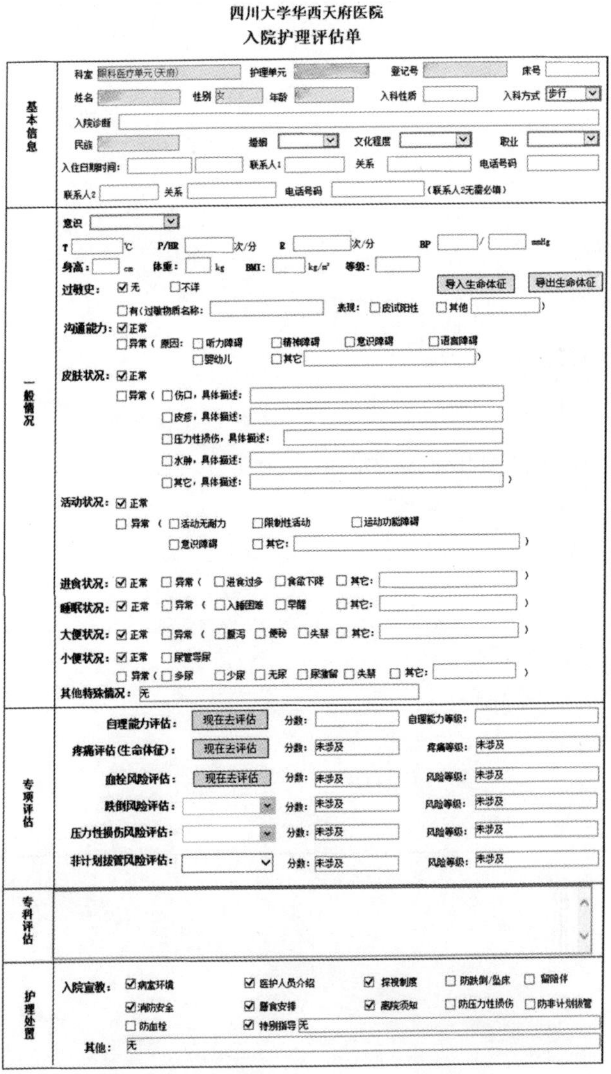
四川大学华西天府医院
入院护理评估单

基本信息
科室 眼科医疗单元(天府) 护理单元 登记号 床号
姓名 性别 女 年龄 入科性质 入科方式 步行
入院诊断
民族 婚姻 文化程度 职业
入住日期时间: 联系人1 关系 电话号码
联系人2 关系 电话号码 (联系人2无需必填)

一般情况
意识
T ℃ P/HR 次/分 R 次/分 BP / mmHg
身高: cm 体重: kg BMI: kg/m² 等级:
导入生命体征 导出生命体征
过敏史: ☑无 ☐不详
☐有(过敏物质名称: 表现: ☐皮试阳性 ☐其他)
沟通能力: ☑正常
☐异常(原因: ☐听力障碍 ☐精神障碍 ☐意识障碍 ☐语言障碍 ☐婴幼儿 ☐其它)
皮肤状况: ☑正常
☐异常(☐伤口，具体描述:
☐皮疹，具体描述:
☐压力性损伤，具体描述:
☐水肿，具体描述:
☐其它，具体描述:)
活动状况: ☑正常
☐异常(☐活动无耐力 ☐限制性活动 ☐运动功能障碍 ☐意识障碍 ☐其它:)
进食状况: ☑正常 ☐异常(☐进食过多 ☐食欲下降 ☐其它:)
睡眠状况: ☑正常 ☐异常(☐入睡困难 ☐早醒 ☐其它:)
大便状况: ☑正常 ☐异常(☐腹泻 ☐便秘 ☐失禁 ☐其它:)
小便状况: ☑正常 ☐尿管导尿
☐异常(☐多尿 ☐少尿 ☐无尿 ☐尿潴留 ☐失禁 ☐其它:)
其他特殊情况: 无

专项评估
自理能力评估: 现在去评估 分数: 自理能力等级:
疼痛评估(生命体征): 现在去评估 分数: 未涉及 疼痛等级: 未涉及
血栓风险评估: 现在去评估 分数: 未涉及 风险等级: 未涉及
跌倒风险评估: 分数: 未涉及 风险等级: 未涉及
压力性损伤风险评估: 分数: 未涉及 风险等级: 未涉及
非计划拔管风险评估: 分数: 未涉及 风险等级: 未涉及

专科评估

护理处置
入院宣教: ☑病室环境 ☑医护人员介绍 ☑探视制度 ☐防跌倒/坠床 ☐留陪伴
☑消防安全 ☑膳食安排 ☑离院须知 ☐防压力性损伤 ☐防非计划拔管
☐防血栓 ☑特别指导 无
其他: 无

图3 四川大学华西天府医院入院护理评估单

二、护理计划单

四川大学华西天府医院日间手术病房护理计划单见图4。

四川大学华西天府医院
日间手术病房护理计划单

科室　　　　护理单元　第25护理单元　床号　　　　　姓名　　　　性别

年龄　　　　登记号　　　　诊断

项目		评估日期				
		2023-10-23 15:56:00	2023-10-23 15:56:00	2023-10-23 15:58:00	2023-10-23 15:58:00	2023-10-23 15:58:00
麻醉方式						
一般情况	护理级别					
	饮食护理					
	体位					
	仪器检测	未涉及				
	吸氧					
病情观察	T					
	P、R					
	BP					
	神志	是				
	肢体活动	否				
	皮肤/粘膜	否				
	瞳孔	否				
	末端循环	否				
	心理状态	是				
	疼痛管理	否				
	ponv					
	术后恶心呕吐	是				
	外耳道	否				
	鼻腔	否				
	口腔	否				
	颈部情况	否				
	腹部体征	否				
	伤口情况	否				
	会阴部情况	否				
	其他病情观察	否				
基础护理	晨、晚间护理	否				
	口腔护理	否				
	雾化吸入	无				
	测血糖	否				
	其他基础护理	否				
安全管理	防压力性损伤 评估分数	未涉及				
	评估结果					
	防跌倒 评估分数	未涉及				
	评估结果					
	防非计划拔管 评估分数	未涉及				
	评估结果					
	防血栓 评估分数	未涉及				
	评估结果					
管道护理	PICC护理	否				
	CVC护理	否				
	动静脉置管护理	否				
	胃空肠管护理	否				
	ENBD护理	否				
	呼吸机管道护	否				
	气管插管护理	否				
	引流管护理	否				
	氧气管护理	否				
	胃管护理	否				
	尿管护理	否				
	冲洗	否				
	其他管道护理	否				
其他护理措施		否				
健康宣教		是				
责任护士签名						

图 4　四川大学华西天府医院日间手术病房护理计划单

附件7　全流程信息化管理系统
（四川大学华西医院系统）

　　日间手术全流程信息化管理系统是一种基于数智化技术的综合性医疗管理系统，旨在于技术上实现日间手术的管理闭环，包括门诊就诊、预约手术、术前检查、麻醉门诊、检查评估、手术排程管理、入院缴费、出院评估以及出院后随访等环节。该系统包括医生端、患者端和管理员端，以供医护人员、患者、日间手术管理者更好地协同完成日间手术的全流程。涉及门诊HIS、检验检查、手术排程管理、门诊/住院缴费结算、手术麻醉、住院部HIS、出院后随访管理、日间手术质量管理等多个系统的接口的匹配和数据链接同步。

　　系统的串接性质允许信息在不同环节之间流畅传递，联通医院各网络子平台，通过信息技术确保日间的顺利开展，改善患者就医体验，保障提供持续高质量的日间医疗服务。同时，系统也支持数据分析和报告，帮助日间手术管理者更好地了解患者预约等待、手术排程、手术室利用率以及医疗费用等日间手术信息，为日间手术的科学决策和流程优化提供数据支撑。总的来说，日间手术全流程信息化管理系统是实现日间手术模式"提质增效"的重要技术保障，不断提升患者就医体验，持续提升医疗质量和院内医疗资源使用效率。

　　日间手术的全流程见图5。

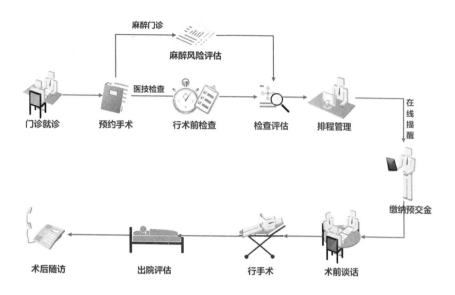

图5　日间手术全流程图

　　系统设计根据不同岗位分配相应权限，其中只有医疗组长权限及在日归手术中心登记的医生才能开具日归入院证。开具日归手术入院证流程与普通入院证（见图6）并无差别，唯一需要注意的是：病种类型应选择"中心日间"。之后医生会进入临床路径选择（见图7），临床路径会自动绑定相关术前检查。

四川大学华西医院
入院证

姓名: 盛▨▨   性别: 男 年龄:1岁
登记号:003▨▨▨▨▨▨   住院证状态:预约
入院证号:746▨▨▨▨

工作单位:

家庭地址: ▨▨▨▨▨▨▨▨▨▨▨▨▨▨▨▨
▨▨▨▨▨▨▨▨▨▨▨▨

联系电话:▨▨▨▨▨▨▨▨▨▨

联系人:魏▨▨   关系:

联系人电话:182▨▨▨▨▨▨▨▨

入院前诊断:左侧隐睾

是否留陪护:

住院科室: 小儿外科医疗单元

护理单元:

收治院区: 四川大学华西医院华西院区

预计住院天数:1

住院押金: 8000

病种类型: 中心日间

单病种描述:

初诊医院:

开证医师: 黄▨▨

　　　　　　医生签字:_____
　　开证日期:　2023-09-04

请确认入院证上患者姓名正确, 签
字:_____

───────────────────────────

推荐使用华医通APP中"日间手术管理"
关注APP信息推送与短信提示

───────────────────────────

　　盛▨▨您好,您已预登记2023年10月17日的手术(日间第71护理单元:第四住院大楼B区五楼),请您在手术前 7-20日内将医生开的术前检查完成, 并预约麻醉门诊进行术前麻醉评估, 请注意, 待手术医生审核通过您的术前检查项目后, 将最终确定您的手术时间,我们会在手术前一天再次跟您确认。

　　请扫描下方二维码,填写确认个人信息(您的联系方式涉及手术信息的正确推送,请反复确认) ,并查看术前宣教和手术进度。

图 6 日归手术患者入院证

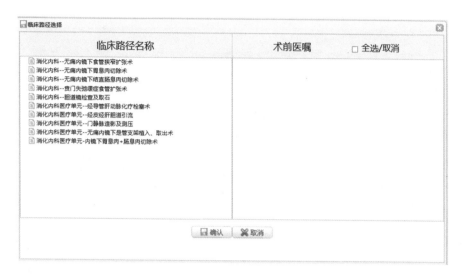

图 7 临床路径选择界面

新系统逻辑基于临床路径管理，入院证需选择合适的日归手术临床路径；临床路径选择仅限医院授权的日归手术病种；手术名称及麻醉方式必须准确填写。

门诊医生开具日归手术入院证时，可根据日归手术排班时间预选入院时间（见图8）。

四川大学华西医院日归手术患者，开具入院证后即可在门诊缴费窗口缴费。

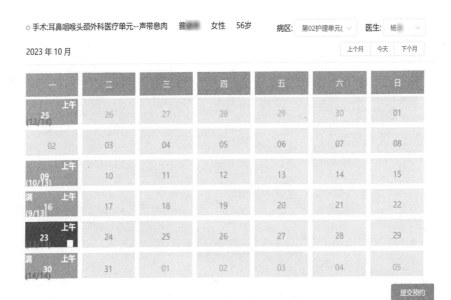

图 8　预选入院时间

　　门诊医生在诊间为患者预约当日及以后麻醉门诊功能。麻醉门诊仅评估患者病史及查体，需要心电图报告，不需要其他报告。患者术前检查完成后必须由主刀医生通过医生端APP进行确认后，才可进入正式手术排程。

　　日归手术患者全流程管理平台电脑端界面见图9，日归手术医生排班情况见图10，四川大学华西医院日归手术运行监测平台界面见图11。

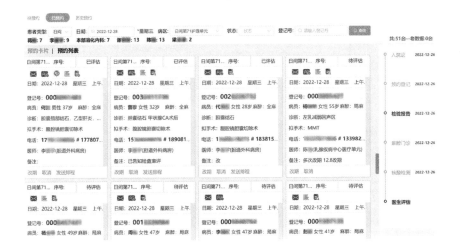

图9 日归手术患者全流程管理平台电脑端界面

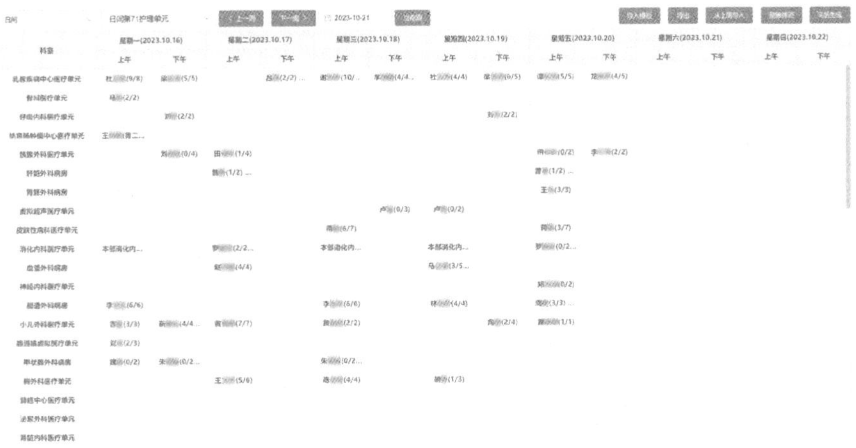

图10 日归手术医生排班情况

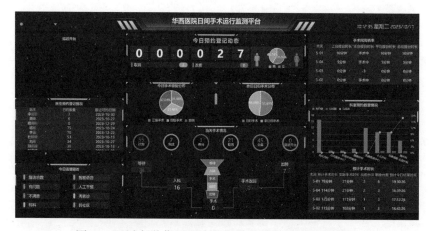

图11　四川大学华西医院日归手术运行监测平台界面

患者端微信扫描入院证二维码后的导诊信息见图12。

【四川大学华西天府医院】【日间服务中心】包▓▓您好，您已预约2022年12月15日的乳腺外科--MMT（日归）日间手术，为了手术的顺利进行，请您及时完成术前的相关检查，如有疑问请拨打电话028-60660347

【四川大学华西天府医院】【日间服务中心】包▓▓您好，您已预约2022年12月15日的手术，请在术前1天内完成您的核酸检测，我们会在手术前一天再次跟您确认。手术温馨提示，查看检查检验结果、了解日间手术流程或取消手术等操作，可以点击下方链接：http://xtsystemdaysurgerv.wctfh.cn/index.ntml#/?admissionNo=535608

重要提示:爽约会影响您后续在华西医院就诊，如需取消手术请及时告知.

彭▓▓您好，您已预登记2022年11月01日的手术(日间第71护理单元:第四住院大楼B区五楼)，请在术前5~21天内完成相关检查，并预约麻醉门诊进行术前麻醉评估，请术前1天内完成新冠核酸检查。请注意，待手术医生审核通过您的术前检查项目后，将最终确定您的手术时间，我们会在手术前一天再次跟您确认。

请扫描下方二维码，填写确认个人信息（您的联系方式涉及手术信息的正确推送，请反复确认），并查看术前宣教和手术进度。

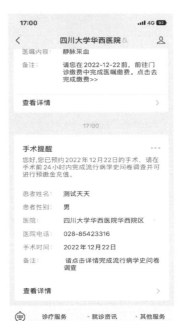

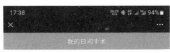

图12　您各测算信息由入院证—准明后的呼诊信息

　　医生可在医生端进行查看手术量（见图13）、查看评估结果（见图14）、查看手术信息（见图15）、查看麻醉评估结果（见图16）、进行取消手术或改期等操作（见图17）等操作。

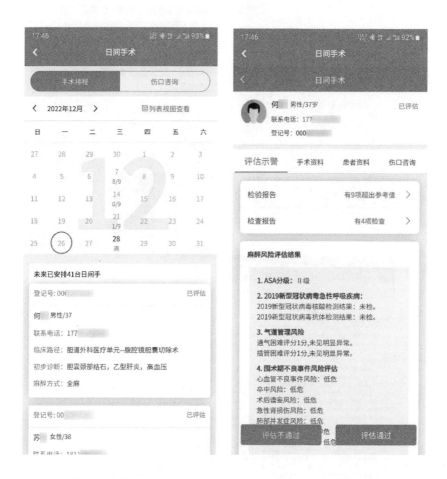

图13　手术量界面　　　　　　　　　图14　评估结果界面

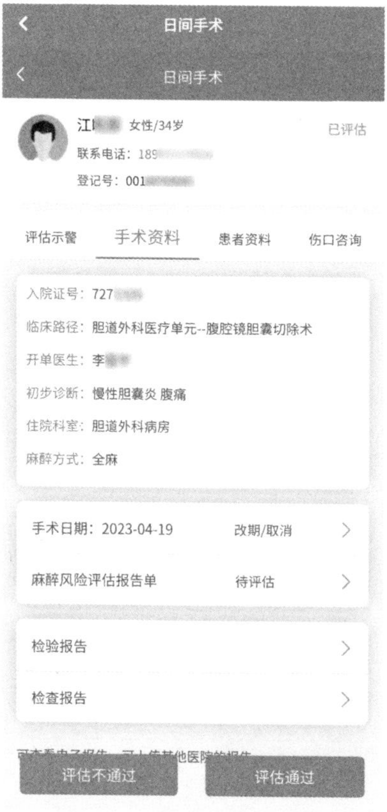

图15　手术信息界面

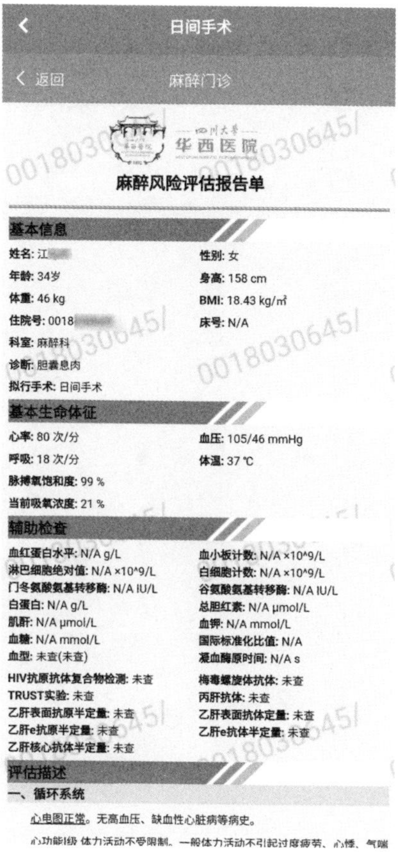

图15 内容（手术信息界面）:

日间手术

日间手术

江■ ■ 女性/34岁　　　已评估

联系电话：189■■■■■

登记号：001■■■■■

评估示警　手术资料　患者资料　伤口咨询

入院证号：727■■■

临床路径：胆道外科医疗单元--腹腔镜胆囊切除术

开单医生：李■■

初步诊断：慢性胆囊炎 腹痛

住院科室：胆道外科病房

麻醉方式：全麻

手术日期：2023-04-19　　改期/取消　>

麻醉风险评估报告单　　待评估　>

检验报告　>

检查报告　>

可查看电子报告，录上传其他医院的报告

评估不通过　　评估通过

图16　麻醉评估结果界面

图16 内容（麻醉评估结果界面）:

日间手术

返回　麻醉门诊

四川大学 华西医院

麻醉风险评估报告单

基本信息

姓名：江■■　　　性别：女

年龄：34岁　　　身高：158 cm

体重：46 kg　　　BMI：18.43 kg/m²

住院号：0018■■■■■　床号：N/A

科室：麻醉科

诊断：胆囊息肉

拟行手术：日间手术

基本生命体征

心率：80 次/分　　血压：105/46 mmHg

呼吸：18 次/分　　体温：37 ℃

脉搏氧饱和度：99 %

当前吸氧浓度：21 %

辅助检查

血红蛋白水平：N/A g/L　　血小板计数：N/A ×10^9/L

淋巴细胞绝对值：N/A ×10^9/L　白细胞计数：N/A ×10^9/L

门冬氨酸氨基转移酶：N/A IU/L　谷氨酸氨基转移酶：N/A IU/L

白蛋白：N/A g/L　　总胆红素：N/A μmol/L

肌酐：N/A μmol/L　　血钾：N/A mmol/L

血糖：N/A mmol/L　　国际标准化比值：N/A

血钙：未查(未查)　　凝血酶原时间：N/A s

HIV抗原抗体复合物检测：未查　梅毒螺旋体抗体：未查

TRUST实验：未查　　丙肝抗体：未查

乙肝表面抗原半定量：未查　乙肝表面抗体定量：未查

乙肝抗原半定量：未查　乙肝e抗体半定量：未查

乙肝核心抗体半定量：未查

评估描述

一、循环系统

心电图正常。无高血压、缺血性心脏病等病史。

心功能Ⅰ级 体力活动不受限制。一般体力活动不引起过度疲劳、心悸、气喘

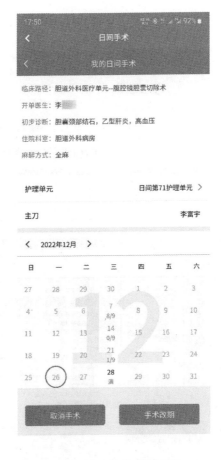

图17　取消手术或改期界面

参考文献

［1］Nicoll J H. The surgery of infancy［J］. The British Medica Journal，1909，2
　　（2542）：753-754.

［2］Troy A M，Cunningham A J. Ambulatory surgery:an overview［J］. Current
　　Opinion in Anesthesiology，2002，15（6）:647-657.

［3］Jiang L，Houston R，Li C，et al. Day surgery program at west china hospital:
　　exploring the initial experience［J］. Cureus，2020，12（7）:e8961.

［4］中国日间手术合作联盟. 中国日间手术合作联盟［EB/OL］.［2023-08-
　　11］.http://www.chinaasa.org/col.jsp?id＝101.

［5］Steiner CA，Karaca Z，Moore BJ，et al. Surgeries in Hospital-Based Ambula-
　　tory Surgery and Hospital Inpatient Settings，2014：Statistical Brief #223.
　　In：Healthcare Cost and Utilization Project （HCUP）Statistical Briefs［M］.
　　Rockville（MD）：Agency for Healthcare Research and Quality（US），2020.

［6］白雪，马洪升，罗利. 中外日间手术发展对比研究及展望［J］. 中国医院
　　管理，2014，34（5）:35-37.

［7］杨玲，黄小龙，罗旭，等. 国内外日间手术发展现状与思考［J］. 中国卫
　　生质量管理，2020，27（4）:33-37.

［8］于丽华. 中国日间手术发展的历程与展望［J］. 中国医院管理，2016，36
　　（6）:16-18.

［9］苑伟，雷甜甜，文茂瑶，等. 四川大学华西医院日间手术患者管理模式初
　　探［J］. 华西医学，2019，34（2）:188-192.

［10］周赟，张莉，刘颖，等. 妇科分散式日间手术病房规范化护理管理模式探索
　　［J］. 上海护理，2018，18（12）:94-97.

［11］朱晓慧. 分散式日间手术管理模式下护士工作体验的质性研究［J］. 中国实用
　　护理杂志，2019，35（34）:2704-2707.

［12］朱桂华，潘宁，王云，等. 集中收治分散管理模式下日间手术的实践［J］. 中国
　　卫生标准管理，2017，8（14）:191-193.

［13］厉玲玲，郭佳奕，郑盼，等. 日间手术在分散模式下的同质化管理实践［J］.

中国医院, 2021, 25（3）: 85-87.

[14] 何炜婧, 柳龚堡, 陆毅群, 等. 儿童专科医院日间手术混合管理模式探讨［J］. 中国卫生质量管理, 2021, 28（3）: 3-5.

[15] 李志超, 马洪升, 杨建超, 等. 我国日间手术质量与安全管理理论框架的多层次多维度全景重构［J］. 中国卫生事业管理, 2020, 37（09）: 644-646+658.

[16] 蒋丽莎, 马洪升. 日间手术评价与监控指标初探［J］. 华西医学, 2019, 34（2）: 202-205.

[17] 戴燕, 张雨晨. 医院 - 社区一体化服务模式在日间手术出院患者延续护理中的应用［J］. 中华现代护理杂志, 2018, 24（12）: 1369-1371.

[18] Bailey C R, Ahuja M, Bartholomew K, et al. Guidelines for day-case surgery 2019:Guidelines from the Association of Anaesthetists and the British Association of Day Surgery［J］. Anaesthesia, 2019, 74（6）: 778-792.

[19] Morales-García D, Docobo-Durantez F, Vallvey J M C, et al. Consensus of the ambulatory surgery commite section of the Spanish Association of Surgeons on the role of ambulatory surgery in the SARS-CoV-2 pandemic［J］. Cirugía Española （English Edition）, 2022, 100（3）: 115-124.

[20] Wilmore D W, Kehlet H. Management of patients in fast track surgery［J］. Bmj, 2001, 322（7284）: 473-476.

[21] Imran J B, Madni T D, Taveras L R, et al. Analysis of operating room efficiency between a hospital-owned ambulatory surgical center and hospital outpatient department［J］. The American Journal of Surgery, 2019, 218（5）: 809-812.

[22] 蒋丽莎, 宋应寒, 马洪升. 中国日间手术未来发展愿景［J］. 华西医学, 2021, 36（2）: 141-143.

[23] 中国共产党中央委员会, 中华人民共和国国务院. 中共中央国务院关于深化医疗保障制度改革的意见［EB/OL］.（2020-2-25）［2023-08-12］. http://www. qstheory.cn/yaowen/2020-03/06/c_1125669563.htm.

[24] 张宗久. 进一步改善医疗服务增强人民医改获得感——《进一步改善医疗服务行动计划》全面解读［J］. 中华医院管理杂志, 2016, 32（6）: 401-403.

[25] 雷甜甜, 梁鹏, 马洪升, 等. 四川大学华西医院日归手术管理实践［J］. 广东医学, 2022, 3（10）: 1222-1228.

[26] 虞兰香, 李丽勤, 罗阳峰, 等. 公立医院卫生资源配置和服务利用效率的分析及思考［J］. 中国医院管理, 2012, 32（11）: 11-12.

[27] 黄二丹, 李卫平. 我国公立医院资源配置思路与测算［J］. 中国卫生经济,

2013, 32（5）: 23-26.

[28] 罗永, 罗利, 白会芳, 等. 日间手术两种管理模式的评价[J]. 中国卫生事业管理, 2016, 33（9）: 667-670+690.

[29] Wojcikiewicz T, El-Boghdadly K. Analgesic strategies for day-case knee surgery [J]. Anaesthesia, 2019, 74（4）: 529-533.

[30] 李艺萌, 章建明, 钟力炜, 等. 多维度看法国日间手术发展[J]. 华西医学, 2020, 35（2）: 146-151.

[31] 陈欢欢, 葛锋, 孙伟. 地市级医院日间手术管理模式探索及推进路径研究 [J]. 中国卫生产业, 2022, 19（17）: 48-51.

[32] 刘茜, 戴燕, 雷甜甜, 等. 加速康复外科模式下成人腹股沟疝修补术日归手术的应用效果分析[J]. 华西医学, 2023, 38（2）: 196-200.

[33] 陈城, 杜姣姣, 宋应寒. 日间手术患者术后恢复质量现状调查及相关因素分析[J]. 医学临床研究, 2019, 36（8）: 1462-1465.

[34] 陆静, 余清萍, 彭红, 等. 个体化电话随访模式在日间手术患者术后延续性护理中的应用[J]. 当代护士（下旬刊）, 2018, 25（3）: 92-93.

[35] 柳小卉, 仇晶晶, 刘亚萍. 医护一体化随访模式在日间手术管理中心的设计及应用体会[J]. 东南国防医药, 2018, 20（5）: 544-546.

[36] 朱志峰, 赵红梅, 赵越. 临床路径管理系统对医院运营效率的影响研究[J]. 中国医院管理, 2015, 35（7）: 27-29.

[37] 李为明, 许青文, 李奕俊, 等. 腹腔镜腹股沟疝修补术日间手术模式的临床效益评价[J]. 中华疝和腹壁外科杂志（电子版）, 2021, 15（1）: 19-21.

[38] 夏莹, 陈苏. 日间乳腺手术术后延续性护理模式的应用效果[J]. 当代护士（中旬刊）, 2017（4）: 30-32.

[39] 宋雄, 倪君文. 基于高质量发展的公立医院运营管理目标定位及策略[J]. 中国医院管理, 2022, 42（8）: 78-80.

[40] 张钰婉, 谈在祥. DRG支付背景下公立医院运营管理问题与对策研究[J]. 中国医院管理, 2022, 42（1）: 19-52+56.

[41] 史金秀, 周常蓉, 戴小喆, 等. 医院运营管理的政策梳理、主要模式与实践探索[J]. 中国卫生经济, 2021, 40（8）: 74-77.

[42] 高博, 刘丽华, 李林, 等. 应用病例组合指数评价医院科室床位规模绩效的研究[J]. 中华医院管理杂志, 2017, 33（1）: 35-37.

[43] 孙佳璐, 严越, 王中鹏, 等. 基于全国医疗质量抽样调查数据的日间手术发展分析[J]. 中国医院管理. 2023, 43（2）: 49-52.

［44］Fox J P, Vashi A A, Ross J S, et al. Hospital-based, acute care after ambulatory surgery center discharge［J］. Surgery, 2014, 155（5）: 743-753.

［45］韩金秀, 马仕帅, 王新生. RBRVS 在公立医院手术绩效薪酬分配中的应用研究［J］. 卫生经济研究, 2017（10）: 65-67.

［46］马洪升. 日间手术［M］. 北京: 人民卫生出版社, 2016.

［47］雷甜甜, 宋应寒, 吕修和, 等. 集中管理模式下的消化道息肉日间手术管理实践［J］. 中华医院管理杂志, 2020, 36（2）: 136-139.

［48］李志超, 马洪升, 杨建超, 等. 日间手术医疗质量与安全保障系统构建的对策研究［J］. 华西医学, 2017（4）: 493-496.

［49］苑伟, 雷甜甜, 文茂瑶, 等. 四川大学华西医院日间手术患者管理模式初探［J］. 华西医学, 2019, 34（2）: 188-192.

［50］嵇武, 刘亚萍, 戴玮. 我国日间手术开展现状与前景展望［J］. 中国实用外科杂志, 2020, 40（2）: 199-202.

［51］蔡冬梅, 蒋晓燕, 景春平. RBRVS 绩效评价模式在国内外的应用及启示［J］. 中国总会计师, 2023（3）: 91-93.

［52］徐嘉莹, 宋锴澄, 易杰, 等. 国外日间手术麻醉术前评估的新进展［J］. 中国卫生质量管理, 2018, 25（4）: 10-13.